TIDEAS Y TRUCOS

PARA

PRIMEROS AUXILIOS INFANTILES

IDEAS Y TRUCOS

1. Para el hogar
2. Para comportarse socialmente
3. Para hablar en público
4. De belleza
5. Para preparar cócteles
6. Para elegir el nombre del bebé
7. Para educar hijos felices
8. Para la cocina
9. Para negociar
10. Para conocer datos útiles
11. Para mejorar su vida sexual
12. Para balcones, terrazas y jardines
13. Para el cuidado de animales de compañía
14. Para la futura mamá
15. Para estudiar y superar exámenes
16. Para escribir correctamente
17. Para estar siempre joven
18. Para aprender a dibujar
19. Para primeros auxilios
20. Para diseñar, cortar y coser
21. Para divertir a los niños
22. Para conocer los vinos
23. Para tener carisma y magnetismo personal
24. Para vivir al aire libre
25. Para viajar
26. Para la secretaria moderna
27. Para adelgazar
28. Para conocerse a sí mismo
29. Para mejorar el vocabulario
30. De supervivencia
31. Para organizar fiestas
32. Para encontrar empleo
33. Para decorar su casa
34. Para hacer mejores fotografías
35. Para comunicarse con su pareja
36. Para ayudar a sus hijos en edad escolar
37. Para planear una boda
38. Para cuidar a su bebé
39. Para cuidar su perro
40. Para tratar a los adolescentes
41. Para trabajar en casa
42. Para potenciar su mente
43. Para primeros auxilios infantiles
44. Para la seducción

Niké Ecociencia
Dirigido por el Dr. Jorge Bello

IDEAS Y TRUCOS PARA PRIMEROS AUXILIOS INFANTILES

Victor

Si usted desea que le mantengamos informado de nuestras publicaciones, sólo tiene que remitirnos su nombre y dirección, indicando qué temas le interesan, y gustosamente complaceremos su petición.

Ediciones RobinBook
Información Bibliográfica
Aptdo. 94.085 - 08080 Barcelona
E-Mail: robinbook@abadia.com

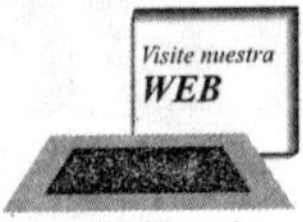

www.robinbook.com

Versión española de Niké Arts
Compaginación: Niké Ecociencia

Diseño cubierta: Regina Richling.
Fotografía: Regina Richling.
ISBN: 84-7927-363-1.
Depósito legal: B-4.421-1999.
Impreso por Hurope S. L., c/ Lima, 3 bis, 08030 Barcelona

Impreso en España - *Printed in Spain*

Advertencia:

Este libro no constituye la práctica de la medicina ni pretende reemplazar al médico o a otros profesionales de la salud. Ni el autor ni el editor de esta obra son responsables de las posibles consecuencias que, sobre la salud de las personas, se deriven de su lectura. Por ello se recomienda que todos los problemas de salud o de enfermedad sean consultados con el médico.

PRESENTACIÓN

Quizá no sea más que una casualidad, un capricho del tiempo y de la tradición. Lo cierto es que escribo estas líneas cuando el mundo recuerda a los inocentes, el veintiocho de diciembre, el día de los Santos Inocentes.

Los inocentes son los niños. Los niños y las niñas del mundo, los que ahora mismo están jugando a no sé qué cuento y riendo de no sé qué historia. Este libro es para ellos. Y también es para los niños que están enfermos, para los que no ríen ni juegan porque un dolor les impide hacerlo.

La infancia es como una flor delicada y necesita que los adultos cuidemos de ella. Lamentablemente, la infancia es frágil y las enfermedades existen, los accidentes ocurren, los problemas de salud sorprenden... Las páginas que siguen constituyen el manual de primeros auxilios infantiles que debemos tener en casa, en el botiquín. Es un libro fundamental para saber qué hacer en caso de golpes o torceduras, fiebre o vómitos, intoxicaciones o dolores...

Aprenderemos cuáles son los accidentes más importantes que pueden ocurrir durante la infancia y la adolescencia, y aprenderemos también a solucionarlos. Sabremos cómo se realizan las curas de urgencia y cómo se reconoce la situación grave y peligrosa. Además, estudiaremos en este libro las enfermedades propias de los niños, el crecimiento anormal, los defectos de desarrollo y los trastornos emocionales.

Creemos que es mejor prevenir que curar y por este motivo se incluyen en el libro los temas destinados a la prevención de enfermedades y accidentes.

«¿Qué le pasa a mi niño?», «¿qué tengo que hacer?», «¿qué le puede pasar?», «¿cómo puedo evitarlo?». Estas son las preguntas que el libro responde con claridad y con la voz de la experiencia.

No es un libro de pediatría ni quiere sustituir al médico, pero pretende acercar a los adultos el complejo mundo de los niños que, de pronto, se encuentran enfermos o tienen un accidente. Pretende ayudarle a usted, padre o madre de familia, a saber qué hacer ante una emergencia, a interpretar un síntoma, a comportarse en tales o cuales circunstancias, a prevenir los traumatismos infantiles...

Este libro pretende, en definitiva, darle una mano en el difícil arte de saber qué le sucede al pequeño.

DR. JORGE BELLO

Médico del servicio de urgencias del hospital infantil San Juan de Dios de Barcelona. Profesor de la Universidad de Barcelona.

BOTIQUÍN DE PRIMEROS AUXILIOS

Es indispensable disponer en el hogar de un botiquín de primeros auxilios con los elementos imprescindibles para poder atender al niño, sea cual sea el problema, antes de trasladarlo al hospital más cercano en caso de que sea necesario.

Un botiquín debe contener pocos elementos y bien escogidos y debe revisarse con regularidad para reponer los elementos que puedan faltar y sustituir aquellos que puedan haber caducado.

El botiquín debe estar en un sitio seco y fresco y no debe darle el sol. El cuarto de baño no es el mejor sitio porque tiene demasiada humedad y sufre cambios bruscos de temperatura.

Guarde todo el material en una caja cerrada que sea difícil de abrir para los niños. Si no la cierra con llave, manténgala fuera de su alcance.

Tenga un pequeño botiquín en el coche para subsanar posibles emergencias y si va de viaje lleve otro consigo para los momentos en los que salga del vehículo o decida hacer alguna excursión.

- El número de teléfono de su médico, hospital más cercano y Centro de Toxicología del país.
- Tiritas adhesivas (en Sudamérica, «curitas»).
- Esparadrapo ancho (5 cm de tela) y estrecho (2 cm de papel); en Sudamérica, «cinta adhesiva».
- Vendas de gasa de 5 cm y de 10 cm de ancho.
- Algodón hidrófilo.
- Bastoncillos con puntas de algodón.
- Apósitos de gasa estéril de 20 × 20 cm.
- Termómetro.
- Tijeras.
- Pinzas.
- Bajalenguas de madera o de plástico.
- Imperdibles (en Sudamérica, «invisibles»).
- Un pañuelo de cabeza limpio.
- Linterna pequeña y las pilas correspondientes.
- Libro de primeros auxilios infantiles.
- Jabón antiséptico para lavar heridas sucias.
- Agua oxigenada.
- Alcohol.
- Pomada antihistamínica.
- Antiinflamatorio en espuma, en crema o en gel.
- Antiséptico.
- Analgésicos y antitérmicos (aspirina, paracetamol, ibuprofeno) para bajar la fiebre o calmar un dolor.
- Supositorios infantiles de paracetamol para bajar la fiebre o para calmar un dolor (guardar en la parte general de la nevera).

- Pomada o linimento para golpes o torceduras.
- Suero en envases individuales de 10 cm^3 y un frasco de medio litro.
- Suero oral en polvo para preparar con agua (en caso de diarreas y vómitos).
- Baño ocular.

CONDUCTA DEL NIÑO LESIONADO O ENFERMO

A veces es difícil saber si el niño está realmente enfermo o si «hace comedia» y otras es difícil establecer la gravedad de su dolencia.

Su preocupación debe ser su guía. Si usted cree que su hijo no está bien, aunque no haya síntomas obvios, debe acudir al médico. Ante la duda, es mejor consultarle.

SÍNTOMAS QUE REQUIEREN ATENCIÓN MÉDICA URGENTE

- El niño tiene un ataque o se pone azul o muy pálido.
- La respiración es rápida o difícil o bien emite sonidos roncos.
- Cuesta mucho despertarlo o está extrañamente adormilado, y tiene dificultades incluso para permanecer despierto.

- No parece reconocer a las personas que normalmente lo rodean.
- No ha orinado desde hace más de 12 horas.
- Fiebre persistente superior a 38,5 ºC.
- Un sarpullido rojo o púrpura.
- Dificultades respiratorias o sibilancias.

Cuando el niño ha sufrido una caída o un golpe en la cabeza debe acudir inmediatamente al médico si:

- Está inconsciente.
- Tiene vómitos.
- Sufre mareos.
- Sale sangre del oído.
- Ha perdido mucha sangre.
- Parece sentir dolores internos o se queja de dolores fuertes en algún sitio.
- Tiene convulsiones.

SIGNOS DE URGENCIA GRAVE DURANTE EL PRIMER AÑO

- Fiebre elevada (más de 38,5 ºC).
- Llanto inconsolable, gritos o quejidos que persisten durante más de una hora; puede tratarse de un cólico o de algo más grave.
- Vómitos o diarrea persistentes.
- Respiración rápida. Puede ser síntoma de una infección pulmonar o de otro tipo. Tranquilice al niño y mantén-

galo en una posición en que le resulte más fácil respirar (sentado o semisentado).

- Palidez repentina o pérdida de fuerzas.
- Fontanela prominente o hundida. Cuando un niño llora, la fontanela normalmente sobresale un poco, pero si no llora y está protuida, puede deberse a una enfermedad en el interior del cráneo. La fontanela hundida puede ser síntoma de deshidratación grave.
- Somnolencia inusual. Un niño que no se despierta a la hora de comer y que no tiene ganas de mamar puede tener una infección. Llame al médico inmediatamente.

SÍNTOMAS QUE INDICAN ENFERMEDAD

Consulte también al médico, aunque la urgencia sea menor, si el niño presenta:

- Tos profunda acompañada de ruidos al respirar.
- Llanto extraño: puede significar dolor o malestar.
- Rechazo continuado de la comida.
- Vómitos persistentes.
- Diarrea.
- Sensación de mucho calor o mucho frío, o ambos.

CÓMO REACCIONAR ANTE LA ENFERMEDAD

EXAMINE AL NIÑO

Los niños que están irritables, excesivamente mimosos, apáticos o que comen menos de lo habitual, es muy probable que estén enfermos.

Controle la temperatura de su hijo poniéndole un termómetro en la axila durante tres minutos.

Palpe suavemente la mandíbula de su hijo, en la parte frontal y posterior del cuello. Si estas zonas están inflamadas o hipersensibles puede ser signo de enfermedad.

Examine con una linterna la garganta de su hijo. El enrojecimiento y unos puntos de color blancuzco en la garganta y en las amígdalas inflamadas indican la presencia de una infección.

Mire si hay algún sarpullido. Muchas de las infecciones más comunes en la infancia lo producen. Las zonas más afectadas suelen ser cara, pecho y abdomen. Entre las enfermedades que producen sarpullidos están varicela, sarampión, rubéola, escarlatina y erisipela.

En caso de accidente, puede ser necesario efectuar el «boca a boca» o el masaje cardíaco, y si ha sufrido quemaduras o alguna fractura convendrá que realice algunos primeros auxilios antes de trasladar al niño al hospital.

Cuidados básicos

Para conseguir que un niño enfermo coma, déle sus comidas favoritas en pequeñas cantidades. Es muy importante que beba, sobre todo si tiene fiebre. Déle sus zumos de frutas preferidos para animarlo; también déle agua, agua con limón y azúcar, o caldo.

Procure a su hijo juegos tranquilos y sencillos que domine perfectamente para que se distraiga.

Estancia en el hospital

Para un niño pequeño, la estancia en el hospital es motivo de miedo. Explíquele por qué debe ir al hospital y lo que va a ocurrir allí. Pregunte si puede visitar el centro con su hijo antes de su ingreso para que se familiarice con el entorno.

En muchos hospitales puede quedarse con el niño para que se sienta más tranquilo. Si esto no es posible, visítelo cuantas veces sea posible para darle ánimos y evitar que sienta inquietud o soledad.

CONTROL DE HEMORRAGIAS

Las hemorragias pueden ser de tres tipos, según el vaso sanguíneo afectado:

- **Venosa:** la sangre fluye a escasa presión y es de color rojo oscuro.
- **Capilar:** en el caso de que la sangre rezume.
- **Arterial:** cuando la sangre es de color rojo brillante y brota siguiendo el ritmo de las pulsaciones.

Los niños suelen presentar hemorragias externas superficiales de origen venoso o capilar que casi siempre tienden a detenerse espontáneamente gracias a los mecanismos de que dispone el organismo para este fin.

Aunque haya mucha sangre, no se asuste. Actúe con presteza pero con calma. Utilice un apósito de gasa estéril o un paño limpio para presionar en la herida hasta que pare la hemorragia. Normalmente bastará con unos 5 o 10 minutos. Acuda al servicio de urgencias del hospital más cercano.

Si la hemorragia es en un brazo o una pierna y es muy abundante, tumbe al herido en una posición que le sea cómoda y haga que levante un poco el miembro lesionado para disminuir el flujo sanguíneo de la zona.

La gravedad de las hemorragias depende de los siguientes factores:

- **Diámetro del vaso lesionado.** Una lesión de diámetro grande en una arteria o en una vena puede causar la muerte. De todas formas, tal circunstancia suele ser rara en niños.
- **Edad de la víctima.** Los niños pequeños tienen menor resistencia.
- **Localización** del vaso o arteria lesionado.

Tenga en cuenta que una hemorragia importante y duradera puede desencadenar un cuadro de *shock*. En este caso hay que pedir ayuda médica inmediata.

HEMORRAGIA ARTERIAL

Si la herida es profunda o afecta a una arteria, la hemorragia debe ser inmediatamente controlada para evitar complicaciones.

Una buena técnica para ello es la compresión de la arteria que irriga la zona lesionada por el sitio donde dicha arteria pasa por encima del hueso. Esta compresión no puede prolongarse durante mucho tiempo y es necesario trasladar al herido al lugar donde pueda ser atendido.

Para llevar a cabo esta maniobra, localice por palpación el pulso de la arteria y ejerza una compresión firme y constante con el dedo pulgar, los cuatro últimos dedos de la mano o el puño.

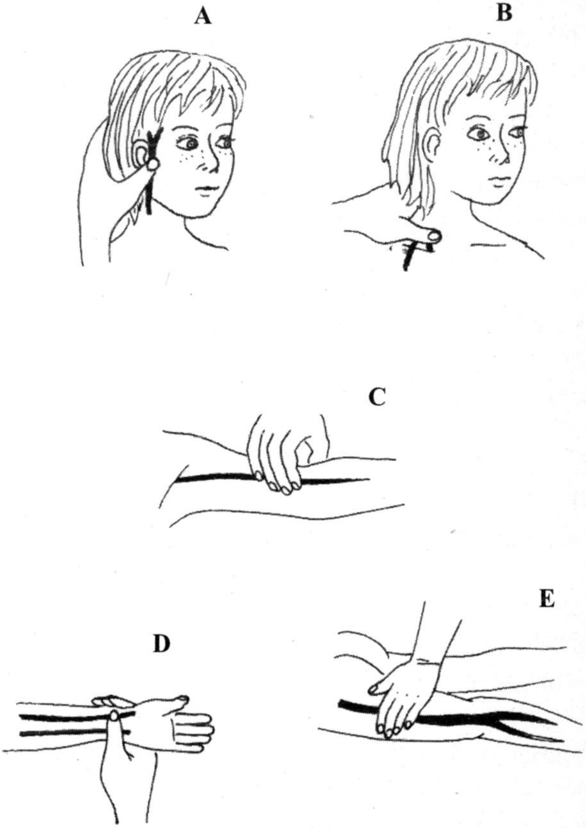

Hemorragia en el cuero cabelludo

Efectúe presión con el dedo pulgar en la cara, junto a la oreja (fig. A pág. anterior).

Otro método es útil para detener una hemorragia: separe los cabellos del niño para ubicar y poder observar con detalle la herida; una vez bien localizada, debe apretar con firmeza la piel que la rodea. Luego lave la herida con abundante agua fría.

Finalmente, deberá cortar, a ras de piel, los cabellos que se ubican a 2 o 3 cm de la herida; de esta manera se disminuye el riesgo de infección y se facilita la sutura que seguramente la herida requiera.

Hemorragia en el hombro y en los brazos

En caso de hemorragia, comprima la primera costilla por encima y por detrás de la clavícula, en la sección media del hueco supraclavicular. La víctima debe flexionar la cabeza, inclinarla y girarla hacia el lado comprimido, con el hombro proyectado al frente (fig. B pág. anterior).

Hemorragia en los sectores inferiores del brazo o en la mano

Coloque los dedos en la parte inferior del brazo lesionado, en el punto medio entre la axila y el codo, y presione con fuerza con el pulgar sobre el lado interno (fig. C pág. anterior).

Hemorragia en la palma de la mano

Aplique un apósito de gasas esterilizadas sobre la palma de la mano accidentada, apriete el puño de la víctima y vende con firmeza (fig. D pág. 19).

Hemorragia en las extremidades inferiores

La arteria femoral es la que lleva la sangre a las extremidades inferiores. Tanto si la hemorragia es en el muslo, la pantorrilla o el pie, debe presionar sobre el sitio donde esta arteria es más accesible, o sea, en el triángulo femoral, que se halla en una depresión en la parte superior del muslo, en la ingle. Apriete fuertemente hacia abajo con la palma de la mano o el puño cerrado (fig. E pág. 19).

Si la hemorragia no cede, proceda de esta manera: acueste al niño en el suelo o sobre cualquier otro plano duro (una mesa, por ejemplo), sin ponerle nada bajo la cabeza para que ésta permanezca al mismo nivel que el resto del cuerpo.

Afloje un poco las ropas del cuello y ponga un cojín o almohadón bajo el brazo o la pierna que sangra

Sin miedo, localice la herida e intente limpiarla de los restos sucios que pudiera tener (trozos de ropa, rama de árbol, etc.). Luego separe los bordes de la herida y localice el punto exacto que sangra.

Entonces, con un apósito grueso de gasa estéril (si no tiene uno a mano, utilice un pañuelo limpio de algodón o una toalla pequeña e igualmente limpia), apriete con fuerza sobre el sitio donde se vea salir la sangre. Manténgalo apretado durante varios minutos.

Tenga paciencia y conserve la calma aunque se vea con las manos empapadas de sangre. Procure que otra persona vaya a pedir ayuda para trasladar el niño al hospital más próximo.

¿Cómo saber si es mucha la sangre que se pierde? La sensación que siempre se tiene al ver un niño con una herida que sangra es que está perdiendo mucha sangre; la sangre siempre impresiona, asusta y parece ser sinónimo de gravedad y de necesidad de salir corriendo para hacer algo ahora mismo. No pierda el tiempo, pero tampoco salga a la desesperada y corriendo porque así no se gana nada.

Es muy difícil saber si la sangre que se está perdiendo es mucha o si no lo es tanto, excepto que constituya definitivamente una gran hemorragia y el niño se encuentre con la piel pálida, sudorosa y fría, y el pulso acelerado (estado de *shock*). No se preocupe por la cantidad; ocúpese sólo de intentar detener la hemorragia hasta que, si fuera el caso, lleguen a la sala de urgencias del hospital.

El torniquete para detener una hemorragia es un recurso extremo que puede convertirse en una arma de doble filo y, por tanto, no se recomienda.

HEMORRAGIAS INTERNAS

Las hemorragias internas son tan graves o incluso más que las externas. Debe sospechar que hay una hemorragia interna si existen señales de *shock* después de algún traumatismo en abdomen, tórax o espalda, después de una caída o de un atropello, aunque no haya hemorragia externa visible; nunca se fíe.

En algunos casos puede sospecharse que existe hemorragia interna porque el niño sangra por algún orificio natural (boca, ano, oídos o nariz).

Debe buscar ayuda de inmediato si observa los siguientes síntomas:

- Piel pálida y fría.
- Pulso rápido y cada vez más débil.
- Pérdida de conciencia.

PRIMEROS AUXILIOS EN CASO DE HEMORRAGIA INTERNA

Ante todo hay que evitar un posible *shock.* Tienda al niño de espaldas y coloque las piernas elevadas. Compruebe la respiración y el pulso y cúbralo con una manta.

Si el niño vomita o tose, póngale la cara hacia un lado para que lo que expulse no le ahogue. No dé ninguna bebida al niño aunque lo suplique.

El paciente debe permanecer en reposo absoluto. Llame al médico con urgencia. El traslado al hospital debe hacerse con las máximas precauciones.

- **Hemorragias del pulmón.** Se caracterizan por el aspecto rojo espumoso y brillante de la sangre vomitada coincidiendo con un ataque de tos. Levante ligeramente la cabeza y el pecho a la víctima para que respire con más facilidad.

Suelen deberse a una herida punzante en el pecho, a veces consecuencia de la fractura de una costilla cuando una astilla penetra en el pulmón.

- **Hemorragias gástricas.** Se identifican porque la sangre vomitada es oscura y con coágulos. Son consecuencia de una úlcera o gastritis y la sangre es expulsada mediante vómitos sin tos.
- **Hemorragias intestinales.** Se distinguen por deposiciones de color negro alquitrán, si se producen en la parte superior del tramo intestinal, y por el color rojo brillante si la hemorragia tiene lugar en el tramo inferior.
- **Hemorragias en el recto y en el ano.** Se expulsa sangre roja o rojo vinosa por este orificio.
- **Hemorragias de riñón o vejiga urinaria.** Provocan una orina de color rojo o rosado.

HEMORRAGIA NASAL

Es una hemorragia muy frecuente originada tanto por un golpe como por un resfriado. Aplique a la nariz un pañuelo o una gasa esterilizada mojada en agua fresca y mantenga la cabeza hacia delante. Suele carecer de importancia y cesa espontáneamente.

Si la hemorragia nasal es abundante y prolongada, presione con los dedos las aletas de la nariz durante unos cinco minutos. De esta forma, se formará un coágulo que impedirá que mane más sangre. Si la hemorragia no cesa, vuelva a presionar durante otros cinco minutos.

Una vez que la hemorragia nasal ha cedido, puede pasar que el pequeño paciente escupa saliva con coágulos de sangre o incluso que vomite sangre y coágulos (como si fuera una hemorragia gástrica). No se asuste porque es la misma sangre que, de la nariz, ha pasado a la boca o al estómago, respectivamente.

Taponar la nariz es un recurso extremo (hoy día sustituido por métodos más modernos) que sólo debe hacerse en un hospital y en situaciones muy escogidas.

Hemorragia externa del oído

Presione la herida con los dedos pulgar e índice por espacio de 10 minutos. Coloque un apósito y un vendaje para cubrir la lesión. Si el líquido que fluye por el oído es claro y acuoso (como agua) y ha habido un golpe previo en la cabeza, puede existir una fractura de cráneo. Solicite una ambulancia inmediatamente.

Hemorragia interna del oído

Coloque al niño en posición semisentada con la cabeza inclinada hacia la parte lesionada para que la sangre fluya fácilmente al exterior. Coloque una gasa en el oído y lleve al niño al hospital.

CUÁNDO INMOVILIZAR AL NIÑO

Los niños de corta edad no son tan frágiles como parece. En realidad, tienen una flexibilidad mayor que los adultos y se doblan fácilmente sin sufrir fracturas.

Sin embargo, muchas veces no pueden indicar dónde les duele o no saben precisar lo que pueden hacer o no con sus brazos y sus piernas. En otros casos, no pueden decirlo porque están inconscientes.

Aun en el caso de que el niño esté inconsciente, puede determinar de una forma sencilla qué miembros están afectados y cómo puede trasladarlo.

Compruebe si posee movimientos espontáneos de las cuatro extremidades pellizcando un dedo de cada extremidad. La mayoría de pacientes intentarán retirar la extremidad en que se inflige el daño.

Si el niño mueve todas las extremidades menos una, busque la lesión. Hay casos en los que es evidente porque existe una deformidad notable, una articulación que sobresale, un hematoma o una hemorragia. Inmovilice esta extremidad para poder trasladar al pequeño.

Las fracturas y luxaciones representan entre el 10 y el 15 % de las lesiones traumáticas que sufren los niños. Las fracturas más frecuentes son las que afectan a los huesos largos: fémur, húmero, tibia, peroné, tobillo, cúbito y radio.

Las luxaciones consisten en un desplazamiento de los huesos que forman una articulación y son más frecuentes en adultos que en niños, ya que en los más pequeños, el sitio más débil es el hueso.

Inmovilice la zona afectada, respetando la posición encontrada, mediante un vendaje o entablillado. En caso de fractura abierta, cubra la herida con un apósito de gasa estéril.

PECULIARIDADES DE LAS FRACTURAS EN NIÑOS

- El proceso de consolidación es más rápido cuanto menor es su edad.
- Las fracturas producen dolor, deformidad o imposibilidad de moverse.
- Las deformidades se corrigen durante el crecimiento.

NO MUEVA AL NIÑO

Hay casos en los que es totalmente contraproducente trasladar al herido:

- El niño no mueve ninguna extremidad.
- Sólo mueve una extremidad.

- No mueve ninguna de las extremidades del mismo lado.
- No mueve ninguna de las dos piernas.

En las tres primeras situaciones existe la posibilidad de que haya una lesión en la columna vertebral, en la parte cercana a la nuca. El cuarto caso podría indicar una lesión en la parte baja de la columna. Llame urgentemente a un médico para que decida qué se debe hacer.

TRASLADE AL NIÑO

Hay casos en que no trasladarlo inmediatamente puede ser peor. Si no existe una lesión en la columna, no hay motivo para que el niño quede tendido en la nieve o en lugares húmedos, esperando a un médico.

Puede trasladar al niño si todos los miembros se mueven, si hay sólo un miembro que no mueva, si no puede mover los brazos pero sí las piernas (puede habérselos fracturado o lesionado al amortiguar con ellos la caída), o si no puede mover el brazo derecho y la pierna izquierda o viceversa, que indicará que estos miembros están seriamente dañados.

En un niño de mayor edad que esté consciente, será más fácil determinar qué miembros funcionan y cuáles no y si hay lesión en la columna ya que podrá indicar si padece un dolor agudo en algún lugar determinado. Palpe suavemente la columna desde el cuello hasta las nalgas para que el niño diga dónde le duele.

CÓMO INMOVILIZAR UNA EXTREMIDAD

Aplique un vendaje fijo. Use una tabla, una almohada, un periódico enrollado, una manta o un abrigo doblados o cualquier otro objeto que pueda colocar debajo de la extremidad lesionada o con el que pueda envolverla. Ate el objeto al miembro con dos pañuelos o unas vendas.

Si no puede improvisar una férula, puede inmovilizar una pierna colocando una almohadilla blanda entre las piernas (desde las rodillas hasta los tobillos), sujetándolas entre sí con un pañuelo de banda ancha alrededor de las rodillas y por encima de la fractura.

Para las fracturas de clavícula o brazos, use cabestrillos que, además de inmovilizarlos, disminuirán el peso del brazo y evitarán cargar el hombro fracturado.

PROPIEDADES DE LA PIEL QUE INFLUYEN EN LA CURACIÓN

MOVILIDAD Y ELASTICIDAD

La piel es móvil y muy elástica a la vez. La movilidad se comprueba fácilmente al examinar cualquier articulación. Si mueve, por ejemplo, la muñeca hacia arriba y hacia abajo, la piel se mueve también para acomodarse al balanceo. Si no fuese así se rompería ante cualquier leve estiramiento.

Si examina su muñeca más atentamente, observará que tiene surcos y arrugas que corren transversalmente a ella; son las líneas de Langer y están presentes alrededor de todas las articulaciones.

Cuando la piel se corta en la misma dirección de dichas líneas, es fácil unir los bordes de la herida. La cicatriz será mínima.

Cuando la piel se corta perpendicularmente a estas líneas es más evidente la otra propiedad de la piel, la elasticidad. Los bordes de la herida se retraen y hasta la más fina incisión se puede convertir en una herida importante.

Cicatrización

La piel se cura por sí misma rellenando sus heridas con tejido de cicatrización desde lo más profundo de la herida hasta la superficie.

La movilidad y elasticidad de la piel permiten acercar los bordes de una herida, de modo que la cicatriz se haga menor y se forme menos tejido.

Para unir los bordes de una herida, los métodos más corrientes son los puntos de sutura o, en algunos casos, las grapas y el vendaje, consistente en tiras adhesivas.

La sutura debe ser practicada por un profesional. Este método hace que las cicatrices sean menores y más discretas, pero no siempre es necesario aplicarlo.

Coser o no coser

Depende de varios factores, entre ellos el tamaño y la forma de la herida. La mayoría de heridas no presentan una pérdida importante de carne y sólo requieren una reparación. En general, cuanto más larga sea la herida, más probable será su necesidad de puntos.

Evidentemente, una herida de parecidas características requerirá sutura si está en la cara, mientras que si está en el abdomen probablemente no será necesario y podrá tratarla en casa simplemente vendándola.

Las heridas con mella, feas o irregulares o en las que la carne haya sido machacada requerirán un cuidado profesional competente. Consulte al médico con rapidez si la herida está desgarrada, de forma que presenta un colgajo de piel que queda casi totalmente separado del cuerpo.

Es recomendable suturar las heridas en codos y rodillas, debido a la movilidad de estas zonas, y en la pierna, debido a que la falta de riego sanguíneo hace que se curen con dificultad.

Si puede evitarlo, es mejor no aplicar puntos a los niños muy pequeños ya que sujetarlos para que el médico proceda puede representar un trauma para ellos.

En las niñas es conveniente aplicar puntos de sutura en cuello, hombros y brazos por razones estéticas, mientras que en los niños, las heridas en la barbilla deberían suturarse para evitar que de mayores tengan que afeitarse un feo costurón.

HERIDAS Y LACERACIONES EN LA PIEL

Tipos de heridas

Un corte o una herida es una rotura del tejido cutáneo que puede tener mayor o menor profundidad. Casi todas las heridas se producen de fuera hacia dentro del cuerpo, aunque a veces puede ocurrir a la inversa, como en el caso de algunas fracturas óseas.

Las heridas pueden clasificarse en cinco tipos:

- **Contusas.** Son ocasionadas por choques con instrumentos romos o bien por caídas, y sus bordes presentan irregularidades y magulladuras.
- **Incisas.** Son las producidas por cuchillos, trozos de vidrio o cristal, cuchillas de afeitar y otros objetos cortantes. Estas heridas presentan los bordes limpios y la longitud predomina sobre la profundidad. Es más difícil que haya una infección debido a la hemorragia.
- **Por despellejamiento.** Las producen las torsiones o tirones violentos.

- **Por mordedura.** Al ser causadas por un animal hay que considerar infectada la herida desde el primer momento.
- **Punzantes.** Son las causadas por agujas, tijeras, clavos y otros instrumentos puntiagudos y cortantes. Suelen ser más bien profundas y poco anchas en el orificio. Son benignas siempre y cuando no queden infectadas por el instrumento causante ni hayan afectado arterias, venas, nervios u órganos.

PRIMER PASO

Tranquilice al niño. Abrácelo y acarícielo para calmarlo y, acto seguido, pase a la acción.

Controle la hemorragia mediante presión directa. Utilice un trozo de tela limpio o, si no tiene nada al alcance, su propia mano desnuda.

Busque la ayuda de otro adulto, de un niño de más edad que haya en la casa, de un vecino...

JUICIO PRELIMINAR

Reflexione sobre cómo va a prodigar su ayuda. Puede darse uno de estos tres casos:

- **Necesita un cuidado profesional.** Inmovilice tanto como sea necesario, controle la hemorragia y tome las medidas para el traslado del paciente. Dé ordenes para que alguien se ocupe de los otros niños que haya en la casa. Llame al médico o a una ambulancia, dependiendo de la gravedad.

- **Puede curarlo usted mismo.**
- **No sabe si debe acudir al médico o puede tratarlo usted.** Todavía sangra mucho, no hay luz suficiente, el niño está muy nervioso... Prosiga el tratamiento.

Tratamiento

Toda la situación está controlada, hay luz, el niño está en la cama, sobre la mesa o en el suelo y se encuentra tranquilo; los otros niños permanecen al cuidado de una persona responsable...

Exponga la herida, quitando las prendas de vestir que sea necesario.

Limpie la herida. Un jabón de cualquier clase puede servir, aunque es mejor un jabón líquido que contenga hexaclorofeno. Utilícelo con gran cantidad de agua caliente y gasas. No use algodón hidrófilo ni pañuelos de papel pues dejan restos en la herida.

Aplique un antiséptico (puede ser de hexaclorofeno o de povidona yodada).

Vendaje

En caso de heridas grandes es necesario juntar ambos lados. Prepare la herida para vendarla. Debe haber eliminado todo rastro de pelo y asegurarse de que los bordes de la misma están bien secos para obtener una mejor adherencia. El alcohol aplicado a la piel alrededor de la herida es un buen agente secante. Abra la herida con cuidado, pero con decisión, y observe que en su profundidad no queden restos de tierra, arena, etc.

Existen tiritas adhesivas que tienen dos superficies anchas para cada lado de la herida y una parte central de tejido no adhesivo, más delgada, para colocar sobre ella.

También puede fabricar estas tiritas con esparadrapo corriente y una gasa.

Aplique una tirita ancha en el centro de la herida y varias tiritas más estrechas en el resto del corte. Fije las tiritas con dos tiras de esparadrapo que colocará a cada uno de los lados de la herida. Tenga en cuenta que si la herida es realmente profunda, mejor que la cure un especialista.

Vende con cuidado exteriormente. Cambie el vendaje exterior cada 24 horas para investigar la posible presencia de una infección, que detectará por una temperatura local elevada, hinchazón o algunos puntos dolorosos. Puede haber pus.

Si sospecha que hay infección, retire todos los vendajes y deje que se abra la herida. Lave primero con abundante agua y jabón, y luego, con un antiséptico.

Herida infectada

Todas las heridas abiertas pueden infectarse. Los síntomas son dolor y molestias en la herida, hinchazón y enrojecimiento en la herida y en las partes circundantes, presencia de pus, aumento del tamaño de los ganglios del cuello, axila o ingle y, si va a más, fiebre.

Intervenga inmediatamente. Cubra la herida con una gasa o apósito estéril y véndela. Eleve e inmovilice la herida con un cabestrillo elevado y consulte inmediatamente a su médico.

HERIDAS EN LA FRENTE

Si ha sido causada por un golpe debe pedir ayuda médica inmediata y pensar en la posibilidad de que haya una conmoción o una fractura de cráneo.

Si el niño no respira o se halla inconsciente reanímelo según se explica en el capítulo correspondiente y, en cuanto respire, colóquelo en posición de recuperación. Llame rápidamente a una ambulancia.

En caso de que se trate de un corte, laceración o rozadura coloque una gasa limpia sobre la herida ejerciendo una presión firme, limpie la herida con cuidado y coloque un vendaje. Si la hemorragia no ha cesado continúe presionando suavemente. Acueste al niño con la cabeza y los hombros algo elevados.

LACERACIONES DE LA MUÑECA

Los cortes en la muñeca pueden tener resultados inesperados debido al número y complicación de los nervios, ligamentos, tendones y vasos sanguíneos que pasan por ella.

En caso de herida profunda, compruebe todas las funciones de la mano y cada uno de los dedos. ¿Puede cerrar el puño?, ¿puede mover la mano arriba y abajo a partir de la muñeca?, ¿flexiona y extiende cada dedo?, ¿puede separar bien los dedos y unirlos hasta que se toquen entre sí?

Compruebe todas estas funciones antes de establecer que una herida es superficial y puede ser tratada en casa.

Heridas en la boca

Los cortes en lengua, encías, labios, mucosa bucal y alvéolo dentario suelen ser causados por los dientes del accidentado o por un golpe directo. La hemorragia puede ser intensa ya que se trata de una zona muy vascularizada, pero suele pararse fácilmente y la zona sana sin muchos problemas.

Las heridas producidas en la encía se controlan por presión directa.

Para controlar heridas en el alvéolo dentario causadas por la caída de un diente haga que el niño muerda firmemente una gasa enrollada situada en el alvéolo.

Las heridas en los labios pueden controlarse aplicando un apósito encima y presionando ligeramente con los dedos pulgar e índice durante diez o quince minutos.

Si existe una mordedura en la lengua, no se preocupe si es pequeña porque se curará espontáneamente. Si es penetrante puede haber peligro de infección, y si la sección es completa o casi completa, acuda al hospital rápidamente porque precisa un reimplante inmediato.

Heridas en la cabeza

Pida ayuda médica inmediata, no intente limpiar la herida de cuerpos extraños y, en caso de *shock*, actúe rápidamente según se explica en el capítulo correspondiente.

Controle la hemorragia elevando la cabeza del niño y colocando sus hombros más altos que el corazón. Si la hemorragia continúa, presione suavemente la herida con un apósito limpio. Evite presionarla fuertemente.

Limpie la herida de la cabeza con cuidado, proceda al vendaje y trasládelo al centro hospitalario más cercano.

Heridas en los ojos

Cualquier herida en un ojo tiene que ser causa de preocupación. No se arriesgue nunca con alguien que haya sufrido un accidente de estas características.

Si alguna sustancia peligrosa ha entrado en contacto con el ojo, lávelo inmediatamente con una gran cantidad de agua.

Si ha entrado una partícula de arena o de otra materia sólida, tranquilice al niño, humedezca la punta de un pañuelo limpio con agua, sitúelo bajo una luz adecuada, ábrale el párpado con mucho cuidado y haga que mueva el ojo en rotación hasta que localice la partícula. Sáquela entonces delicadamente con un pañuelo y nunca restriegue el ojo.

Si se trata de una esquirla de metal o de una astilla, tape el ojo con un apósito de gasa limpio y lleve al paciente al hospital para que lo traten convenientemente.

HERIDAS PENETRANTES EN LA CARA

Los objetos clavados en la mejilla deben extraerse con mucho cuidado. No fuerce la extracción; si no sale con relativa facilidad, es mejor que acuda a un médico de inmediato.

Si logra sacar el objeto, controle la hemorragia colocando un apósito limpio dentro de la boca de forma que toque la mejilla.

En caso de un objeto clavado en el cráneo, no intente extraerlo bajo ningún concepto: estire al niño en el suelo sin almohada y pida una ambulancia.

Si el niño se ha clavado un lápiz o cualquier otro objeto punzante en el paladar, quizá la herida se cure sola; aun así, que la mire el médico.

HERIDAS POR OBJETOS CLAVADOS

En la mayoría de casos, excepto en la cara, es imprescindible llamar a una ambulancia para trasladar al accidentado a un hospital donde puedan retirar el objeto causando el menor daño posible.

No intente retirar el objeto clavado a menos que el niño esté en peligro inminente.

Como primera medida, corte el objeto clavado a unos centímetros de la herida procurando moverlo lo menos posible. Corte también la ropa alrededor de la herida y coloque varios apósitos, uno encima de otro, a cada lado del objeto. Asegure el conjunto con un vendaje o con dos pañuelos anudados.

HERIDAS PENETRANTES EN TÓRAX Y ESPALDA

Los traumatismos abiertos en tórax y espalda pueden dan lugar a la entrada de aire en la cavidad torácica. Detectará este problema por la existencia de dolor torácico, dificultad respiratoria, expectoración sanguinolenta espumosa y brillante, señales de *shock* y ruido al inspirar el aire.

En esta caso, es importante cerrar de forma hermética la herida. Llame a una ambulancia y proceda a la cura de emergencia. Coloque al niño en posición semisentada y cubra la herida con una gasa y un esparadrapo. Coloque un trozo de plástico encima de la herida y fíjelo con un esparadrapo. Gire al niño con cuidado hasta colocarlo en posición de seguridad, inclinado sobre la parte herida.

HERIDAS ABDOMINALES

No sólo pueden ser graves por la hemorragia, sino porque pueden haber lesionado algún órgano interno.

Si el accidentado tose o vomita, haga presión sobre el abdomen para evitar que los intestinos salgan.

Coloque un apósito sobre la herida. En caso de que los intestinos hayan quedado al descubierto, procure no tocarlos, cúbralos con un plástico y coloque seguidamente un apósito.

Asegure el conjunto con un esparadrapo y acueste al niño de lado y con las rodillas flexionadas para aliviar la tensión abdominal. Vigile que respire con normalidad, aunque esté inconsciente, y que no entre en estado de *shock*.

❖ ❖ ❖

FRACTURAS

TIPOS DE FRACTURAS

Existen muchos tipos de fracturas:

- **Fractura simple.** El hueso está roto, con los bordes ligeramente separados pero en buena alineación. No se necesita ninguna manipulación, sólo inmovilizarlo.
- **Fractura desplazada.** Los dos segmentos del hueso se encuentran en mala posición. Pueden formar ángulo o uno de los bordes rotos puede montarse sobre el otro. Se requiere enderezarlos antes de la inmovilización.
- **Fractura en trazo fino.** El hueso se ha agrietado. Quizá esta fractura no sea visible en el momento mismo de haberse producido, incluso con rayos X, pero es más evidente si las radiografías se toman de 7 a 10 días después. No requiere enyesado, pero sí inmovilización.
- **Fractura en caña o tallo verde.** Sólo se rompe una porción del hueso y la otra parte queda intacta. Puede ser necesario enyesar.
- **Fractura impactada.** Los extremos rotos del hueso quedan unidos, como si la misma lesión, después de

romperlo, hubiera tratado de corregir el problema. Según la posición puede requerir manipulación. La inmovilización es necesaria.

- **Fractura abierta.** El extremo astillado del hueso ha causado una laceración de la piel e incluso puede salir a través de ella. Es una lesión muy grave que requiere ayuda profesional inmediata.

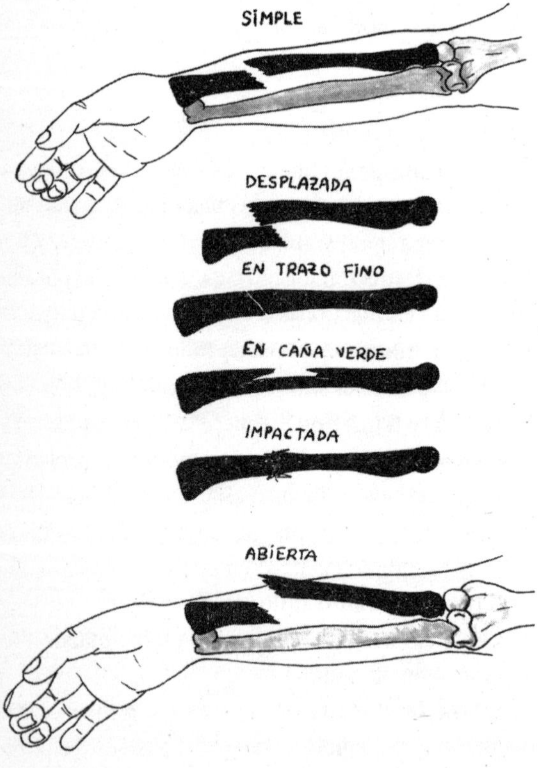

Como primera medida, debe desinfectar la herida. Si sospecha que alguien se ha roto un hueso debe proceder con cuidado para evitar una lesión mayor. Los huesos rotos siempre necesitan atención médica, aunque para trasladar al herido puede tomar unas precauciones básicas.

No mueva a un herido que pueda tener un hueso roto a menos que esté seguro de que la zona afectada puede inmovilizarse y apoyarse para que no haya una lesión mayor, o si está en una zona peligrosa, como una autopista o carretera. Mueva al accidentado con mucho cuidado.

SIGNOS DE FRACTURA

Debe sospechar que hay fractura cuando ha ocurrido un accidente grave y el herido sufre dolores o es incapaz de mover algún miembro por sí mismo o incluso está inconsciente.

Quizá sea evidente porque un miembro está doblado lateralmente, pero en general no se aprecia de forma tan obvia.

Otros signos de fractura son una hinchazón inmediata y un grave dolor en la zona. Si sale sangre por alguno de los orificios del cráneo puede tratarse de una fractura de cráneo.

FRACTURA DE CODO

Las fracturas de codo son mucho más frecuentes en los niños de entre 4 y 12 años que entre los adultos. Su importancia radica en las complicaciones que puede generar (lesiones vasculares y nerviosas del miembro superior) y porque no es una articulación que pueda quedar rígida después del tratamiento. Los síntomas son edema, rigidez y dolor local al intentar moverlo. Para trasladar al herido conviene inmovilizar el codo.

Si sospecha que hay luxación, no intente reducirla; trátela como si fuera una fractura ósea y acuda a un médico.

TÉCNICAS DE INMOVILIZACIÓN

- **Codo doblado.** Inmovilice la posición del brazo sin modificar su posición. Coloque una tablilla almohadillada bajo el brazo y átela con un pañuelo. Si no tiene una tablilla puede usar un trozo de madera o un periódico recubiertos de una tela gruesa (fig. A). Coloque el brazo en cabestrillo e inmovilícelo con un pañuelo de banda ancha alrededor del cuerpo. Asegúrese de que los dedos quedan por encima del codo (fig. B).
- **Codo extendido.** Inmovilícelo con una tablilla desde la axila hasta la mano y átela al cuerpo con un par de pañuelos. Para trasladar al herido es mejor usar una camilla (fig. C).

FRACTURA DE CLAVÍCULA

La clavícula puede fracturarse por un golpe directo o, más corrientemente, por una caída hacia delante con el brazo extendido y rígido para protegerse.

La exploración del brazo para determinar la lesión debe empezar en la clavícula. El punto de la fractura estará muy sensible y el niño lo identificará fácilmente.

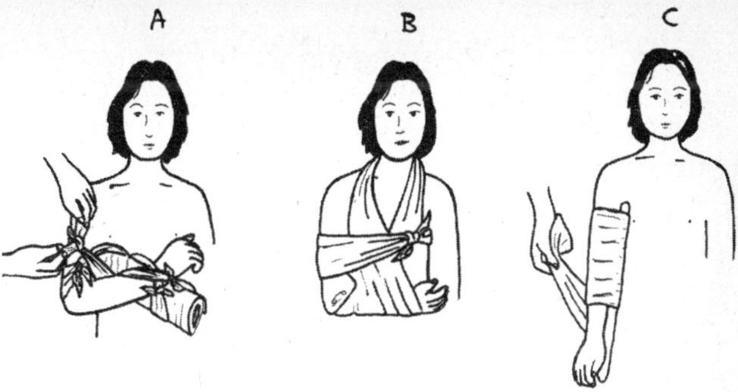

A veces la fractura se detecta por una protuberancia, ya que el hueso se encuentra directamente debajo de la piel

El tratamiento debe ser realizado por un médico.

FRACTURA DE ANTEBRAZO

Es también una lesión muy común en niños. Se produce por una caída en la que el niño ha extendido una mano para protegerse y carga su peso en el antebrazo.

Normalmente, la fractura suele localizarse en la parte final del antebrazo y puede afectar a los dos huesos (cúbito y radio), aunque suelen ser fracturas en tallo verde y, en muchas ocasiones, no presentan desviación.

FRACTURA DE BRAZO

Se caracterizan por una gran deformidad del brazo, dolor espontáneo y gran impotencia funcional.

TÉCNICAS DE INMOVILIZACIÓN

- Si existe protusión del hueso fracturado, procure controlar la hemorragia.
- Para las fracturas de antebrazo, inmovilice seguidamente el miembro fracturado con una tablilla teniendo cuidado de no atarlo demasiado fuertemente, y colóquelo en cabestrillo para soportar el peso del brazo.
- Si es necesaria una mayor sujeción, inmovilice la extremidad afectada contra el tórax mediante un vendaje de banda ancha aplicado sobre el cabestrillo y anudado por la parte anterior del lado no lesionado.
- Para la fractura de húmero (más rara en niños que en adultos) es conveniente inmovilizar el brazo extendido contra el cuerpo.

FRACTURA DE MUÑECA

Es más frecuente que las fracturas de antebrazo y se produce cuando los niños caen sobre la palma de la mano mientras está en tensión.

A no ser que la fractura sea muy evidente y presente la llamada «deformidad de tenedor», quizá no se detecte por rayos X: la fractura puede ser de trazo muy fino o los huesos pueden estar superpuestos. Generalmente no se pierde todo el movimiento de la muñeca, aunque puede quedar reducido y resultar doloroso.

Si persiste el dolor, será necesario efectuar una radiografía pasados varios días.

Inmovilice colocando una tablilla en la zona afectada y un cabestrillo.

Fractura de la mano

El hueso que con más frecuencia se fractura es el escafoides, aunque también es típica la fractura de la base del primer metacarpiano y el quinto metacarpiano. Estas fracturas son más propias de los adolescentes.

Técnica de inmovilización

- Proteja la mano fracturada cubriéndola con algodón hidrófilo, el cual, si existe herida, separará de ésta con una gasa para que no se enganche tanto. También puede usar una almohadilla doblada.
- Sostenga la extremidad afectada mediante un cabestrillo elevado para reducir la hinchazón y evitar el movimiento.
- Coloque un vendaje de banda ancha alrededor del brazo con un nudo en el lado no fracturado. La mano debe quedar apoyada sobre el pecho.

Fracturas de los dedos

Construya una tablilla similar a un bajalenguas y colóquela debajo del dedo lesionado. Sujétela con una venda a la base del dedo y acuda al servicio de urgencias.

FRACTURAS DE PELVIS Y LUXACIONES DE CADERA

Las fracturas de la pelvis en los niños pueden producirse por aplastamiento o por impacto directo. En estos casos puede presentarse una hemorragia interna y puede sobrevenir un estado de *shock.* Si es así, actúe rápidamente reanimando al niño y acudiendo al servicio de urgencias más cercano.

La luxación traumática de la cadera no constituye una lesión frecuente en los niños, aunque puede presentarse a consecuencia de un accidente de tráfico o una aparatosa caída.

Compruebe la fractura palpando suavemente los huesos del área pélvica y de la cadera. Observe dónde se produce dolor a la palpación.

La fractura se detecta por el dolor y sensibilidad en la cadera o la ingle y por la incapacidad de permanecer en pie o caminar.

TÉCNICA DE INMOVILIZACIÓN

- Tumbe al niño boca arriba con las piernas estiradas. Si el niño quiere doblar las rodillas, debe poner una manta enrollada debajo para que le aguante las piernas (fig. A).
- Para inmovilizar, coloque una madera forrada de tela gruesa entre las dos piernas y asegúrela con tres pañuelos anudados en la pelvis, las rodillas y los tobillos, este último en forma de 8 para una mayor seguridad (figs. B y C).

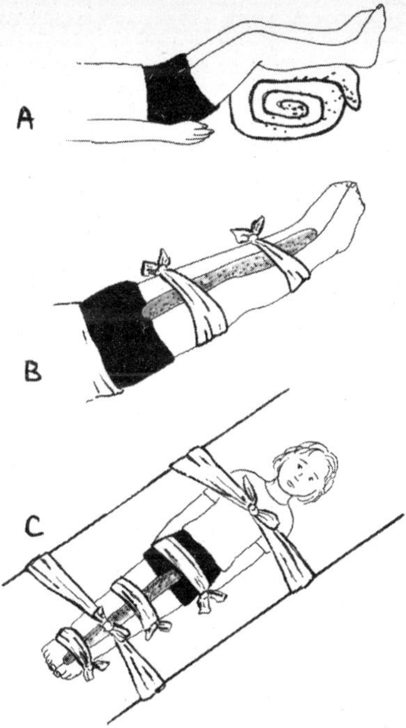

FRACTURAS DE TIBIA Y PERONÉ

A menudo se trata de una fractura abierta debido a la situación subcutánea de la cara anterior de la pierna. En ese caso detenga la hemorragia y coloque una gasa sobre la herida.

La tibia es la que carga virtualmente con todo el peso del cuerpo. Es un hueso recio pero puede romperse por una lesión violenta, como una patada o un accidente de esquí o monopatín.

El peroné no soporta peso, se encuentra en la parte exterior de la pierna y su función consiste en estabilizar el tobillo como hueso exterior de su articulación. La fractura de estos huesos se produce por choque directo o atropello.

Inmovilice la pierna fracturada colocándola sobre una tabla de madera. Sujétela seguidamente con varios pañuelos anchos. También puede inmovilizar la pierna poniendo una tabla entre las dos extremidades y atándolas entre sí.

FRACTURA DE RÓTULA

La rótula es un pequeño hueso que se encuentra en la parte anterior de la articulación de la rodilla. Se fractura por un golpe directo o por una caída sobre las rodillas.

La luxación de la rótula es frecuente en los niños mayores y rara en los más pequeños. Se detecta porque aparece dolor y tumefacción en la parte anterior de la rodilla y pérdida de movimiento en la articulación.

TÉCNICA DE INMOVILIZACIÓN

- Proteja la extremidad lesionada con una almohadilla debajo de la rodilla y colóquela sobre una tabla de madera que abarque desde las nalgas hasta el talón.
- Aplique un vendaje en forma de 8 alrededor del tobillo y el pie y un vendaje ancho alrededor del muslo y la parte superior de la pierna.

Fractura del pie y de los dedos

Aunque son raras en los niños, pueden ser causadas por un traumatismo directo, como un aplastamiento, el golpe de objetos pesados sobre el pie o la caída de un árbol. Los síntomas son hinchazón, rigidez y dificultad para caminar.

Si sospecha que puede haber fractura, impida al niño que mueva el tobillo e inmovilícelo. Retire el zapato o, si es necesario, córtelo.

Inmovilice el pie con un soporte almohadillado con un trozo de manta o una tela parecida alrededor del tobillo y debajo del pie. Sujete con fuerza con dos vendas pero sin apretar demasiado. No permita que el niño apoye el pie y mantenga la extremidad elevada para evitar el edema.

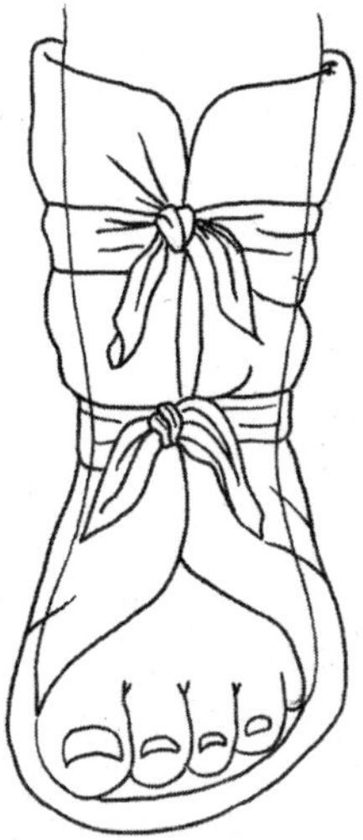

Daños en la espalda y en el cuello

Si sospecha que puede haber lesiones en las vértebras, mueva al niño lo menos posible para evitar dañar la médula espinal. Si la ayuda médica llegará rápidamente, haga lo menos posible. Consuele y tranquilice al niño y anímelo a que permanezca tumbado y quieto. Asegúrese de que no haya síntomas de *shock* y tápelo con una manta para evitar que se enfríe.

Si necesita transportar al niño (sólo como último recurso), pida ayuda. Prepare una camilla con una puerta o un tablero del tamaño adecuado, que cubrirá con una sábana, y póngala al lado del niño.

Mueva al niño, como si fuera de una pieza, hacia el lado contrario, ayudándose de otra persona que se asegurará de que la cabeza gire a la vez, y haga que una tercera persona deslice la camilla lo más cerca posible del niño. Tiene que mover el cuerpo del niño manteniendo la línea entre la cabeza y la espina dorsal, sin torcerlo. A una señal de quien sostiene la cabeza, los tres al unísono lo colocan sobre la camilla sin torcerlo.

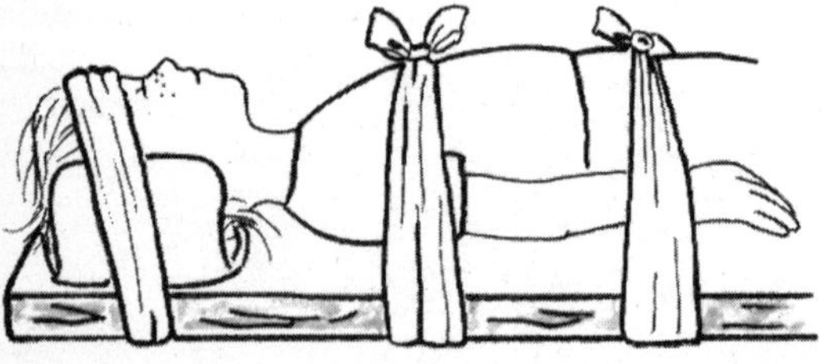

Inmovilice la cabeza y la espalda con varios pañuelos, vendas o ropa. Hágalo suavemente, moviendo lo menos posible el cuello del niño.

FRACTURA DE NARIZ

Estas fracturas no necesitan inmovilización de urgencia, pero sí que se detenga la hemorragia, se calme el dolor y se desinflame la zona traumatizada por el golpe. Lo mejor es tirar agua fría sobre la cara del niño, suave y repetidamente. Hágalo con su cabeza algo inclinada sobre una palangana.

FRÁCTURA DE PÓMULO

Hay hinchazón y dolor con posibilidad de hemorragia en la nariz y en la boca y, en muchos casos, puede aparecer rápidamente un ojo morado. Para contener la expansión del hematoma, utilice un trapo limpio humedecido en agua fría que sujetará contra la zona lesionada. Puede aplicar un vendaje para fijar la compresa. Pida atención médica.

Esta fractura suele producirse por una caída o por un accidente deportivo o de tráfico.

FRACTURA DE MANDÍBULA

Por regla general, la fractura de la mandíbula inferior es el resultado de un golpe directo. Se detecta porque hay dolor que se intensifica con el movimiento o la deglución, sensibilidad e impotencia funcional, tumefacción del lado fracturado, y deformidad y asimetría de la apertura bucal.

Pida que el niño incline la cabeza hacia delante y que no trague, sino que deje que la saliva o la posible sangre salgan hacia el exterior. Coloque una almohadilla suave debajo de la mandíbula e inmovilícela con una venda ancha o un pañuelo doblado en forma triangular y anudado encima de la cabeza.

Fractura dentaria

El diente puede partirse por la mitad o desprenderse del todo. En este último caso, para detener la hemorragia que se produce, coloque una gasa doblada en forma de rollo sobre el alvéolo del diente que falta e indique al niño que se siente y se sujete la mandíbula con una mano. A continuación, haga que muerda el rollo con fuerza.

GUÍA PARA PADRES DE NIÑOS CON FIEBRE

LLAMAR AL DOCTOR INMEDIATAMENTE

Debe pedir asistencia médica inmediata en los siguientes casos:

- El niño es menor de cuatro meses de edad.
- La temperatura del niño es superior a 40,5 ºC.
- Su hijo llora inconsolablemente.
- Tiene dificultades para permanecer despierto.
- Está confundido o delira.
- Ha sufrido un ataque o tiene convulsiones.
- Su cuello está rígido.
- Tiene manchas púrpuras o un sarpullido rojo en la piel.
- Su respiración es trabajosa y no se siente mejor después de sonarse la nariz.
- Parece muy enfermo.
- El niño es propenso a las infecciones importantes porque padece diabetes, sida, fibrosis quística, cáncer, etc.

Llamar al doctor en horas de consulta

Puede esperar hasta 24 horas a acudir al médico, en consulta habitual, en los siguientes casos:

- La temperatura del niño está entre 40 y 40,5 º C, en especial si es mayor de dos años.
- Le escuece o le duele al orinar.
- La fiebre, aunque no sea elevada, ha estado presente durante más de 72 horas.
- La fiebre ha estado presente por más de 24 horas sin una causa obvia o una infección localizada.
- La fiebre desapareció durante más de 24 horas y luego volvió.
- Su hijo tiene un historial de convulsiones febriles.
- Cuando tiene más preguntas que hacer al médico.

Cómo actuar

Si el niño está caliente, lo primero será tomarle la temperatura. Hágalo con un termómetro de mercurio, en la axila y durante tres minutos:

- **Temperatura menor de 37 ºC:** considere que el niño no tiene fiebre.
- **Temperatura entre 37 y 38 ºC:** considere que el niño tiene sólo unas décimas de fiebre; en este caso, quítele un poco de ropa y lávele la cara con agua fresca. Vuelva a tomarle la temperatura media hora después.

- **Temperatura más alta de 38 ºC:** considere que el niño tiene fiebre; en este caso (y no en los dos casos anteriores), adminístrele un antitérmico.

Un antitérmico es un medicamento para bajar la fiebre, aunque también sirve para calmar el dolor. Hay tres clases de antitérmicos:

- **Aspirina:** infantil y de adultos.
- **Ibuprofeno:** en gotas y en jarabe.
- **Paracetamol:** en gotas, en jarabe, en supositorios, en pastillas y en inyecciones.

La dosis del antitérmico debe adaptarse al peso y a la edad del niño, y administrar la cantidad que indique el prospecto del medicamento. A niños o adolescentes que pesen más de 40 kg puede dárseles ya la dosis de adulto. Los antitérmicos pueden repetirse cada cinco o seis horas.

Mientras el niño permanezca con fiebre es bueno que beba en abundancia, pero poco a poco: agua, limonada, infusiones suaves de manzanilla, caldo...

Si la fiebre tarda en bajar después de administrar el antitérmico al niño, no lo dude: hay que bañarlo. Báñelo en agua tibia, nunca en agua fría. Es mejor que el baño se prolongue más de lo habitual para permitir que el agua vaya enfriándose poco a poco, sin llegar a estar fría del todo. Moje bien la cabeza al niño.

Los niños mayorcitos y adolescentes tendrán bastante con una ducha de agua apenas tibia. Y a todos, poca ropa y ambiente fresco.

DESHIDRATACIÓN

SÍNTOMAS

- En niños pequeños, pañales secos en un período mayor de lo normal y orina de color de té y con un olor más fuerte de lo habitual.
- Ojos hundidos.
- Círculos oscuros bajo los ojos.
- Piel que pierde su calidad elástica normal y que, cuando se pellizca, no se recupera rápidamente. Parece la piel de una persona mayor.
- Boca y lengua secas.
- Ausencia de lágrimas cuando el niño llora.
- Fontanela hundida.
- Corazón que late rápidamente.
- Debilidad, apatía, movimientos poco vigorosos, llanto apagado.
- Sed.

Deshidratación significa que el niño ha perdido más líquido (sudor, diarreas o vómitos) de lo que haya bebido en las últimas horas. Puede estar provocada por un clima muy caluroso y no ingerir suficientes líquidos o, en casa, por un ataque prolongado de diarrea o vómito.

TRATAMIENTO

Pida siempre consejo médico, pero mientras llega el auxilio, dé al niño pequeños sorbos de suero oral, sobres que puede adquirir en la farmacia y que contienen una combinación de sales minerales esenciales y glucosa. Este preparado se absorbe rápidamente.

Si no puede acudir a la farmacia, puede preparar usted mismo esta receta.

Disuelva media cucharadita rasa de sal y cuatro cucharaditas rasas de azúcar en un litro de agua hervida. Esta mezcla resultará de gran ayuda mientras llega el médico y hasta que el niño comience a mejorar y pueda alimentarse normalmente.

Actúe rápidamente, pues cuanto menor es el niño, tanto más rápido puede deshidratarse (pero si el niño va bebiendo, el peligro se aleja).

¿Qué se puede beber? Agua, agua con limón y azúcar, caldos e infusiones azucaradas de manzanilla, boldo, menta piperita...

¿Qué no se puede beber? Si el niño tiene diarreas, no debe beber muchos zumos de frutas ni leche. Si sus heces son normales, sí puede beberlos.

Prevenga la deshidratación obligando al niño a beber abundantemente cuando presente diarreas y vómitos prolongados.

TÉCNICAS DE PRIMEROS AUXILIOS

SALVAR UNA VIDA

Todo el mundo debería saber actuar para salvar una vida en caso de urgencia. Es cuestión de ser sistemático y de evaluar el estado del niño para poder actuar en uno u otro sentido.

La diferencia entre conocer o no estas técnicas puede significar la vida o la muerte.

CÓMO ACTUAR

Primero, aleje a la víctima de nuevos peligros o aleje el peligro de la víctima y pase a evaluar su estado: ¿respira?, ¿está inconsciente?, ¿tiene pulso?, ¿sangra?

COMPROBAR LA RESPIRACIÓN

La respiración normal es silenciosa y regular. Compruebe si el accidentado respira acercando la oreja a su nariz y boca y escuchando los ruidos que produce, u observando si se mueven el tórax o el abdomen.

Si no es así, coloque al niño con la espalda sobre una superficie dura y despeje las vías respiratorias, retirando cualquier obstrucción de la boca.

Tire de la lengua con un pañuelo o trozo de tela limpios para despejar las vías (fig. A).

Incline la cabeza hacia atrás presionando sobre la frente y, seguidamente, eleve la barbilla con los dedos y levante el cuello por la nuca. Puede poner una manta doblada bajo los hombros para que mantenga esta posición más fácilmente (fig. B).

Si el niño está politraumatizado, debe tener un cuidado especial con las maniobras de movilización cervical. En este caso, sólo debe abrir la mandíbula sin mover la cabeza. Actúe con mucho cuidado.

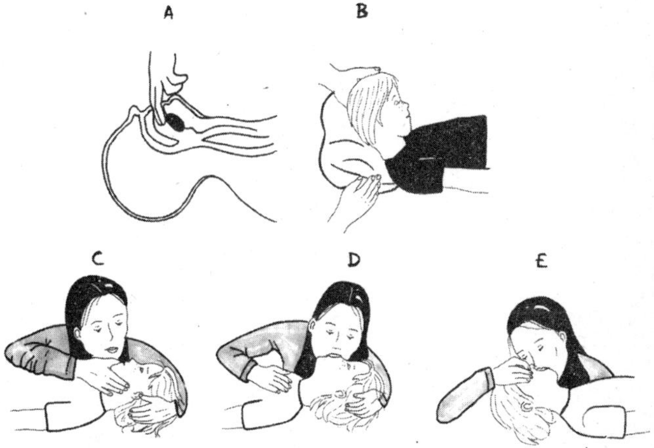

Respiración artificial

Antes de practicarla asegúrese de que hay pulso. Si no es así, deberá pasar a la reanimación cardiopulmonar.

Si es un niño mayor de un año, para practicar la respiración artificial deberá cerrar la nariz con los dedos, colocar los labios sobre la boca e insuflar aire hasta que el tórax se eleve. Es importante que sus labios sellen la boca del herido para que no escape el aire.

Retire la boca y deje que el tórax descienda.

Repita este movimiento unas 15 veces por minuto. Siga hasta que el niño vuelva a respirar. Entonces, póngalo en posición de recuperación (figs. C, D y E, pág. anterior).

Si se trata de un bebé o un niño menor de un año, colóquelo igualmente en la posición indicada (boca arriba con la cabeza hacia atrás y la mandíbula hacia arriba).

Coloque los labios sobre la boca y la nariz del bebé e insufle aire hasta que el tórax se eleve.

Retire la boca y deje que el tórax descienda.

Continúe la ventilación durante un minuto. Lleve a cabo una respiración completa cada tres segundos.

Cada minuto compruebe si hay pulso. Si no hay pulso o se hace más lento (menos de 60 latidos por minuto), lleve a cabo la reanimación cardiopulmonar.

Comprobación del pulso

Se llama pulso a los latidos que se perciben en una arteria y que corresponden a los latidos del corazón. La pulsación es producida por la expansión de una arteria, ocasionada por la sangre que circula a través de ella. En caso de accidente, el pulso constituye una indicación vital del estado de la víctima.

Para comprobar si hay pulso, coloque los dedos índice y pulgar a cada lado de la tráquea, en la parte media del cuello. Haciendo una muy ligera presión sentirá el pulso de las dos arterias carótidas (derecha e izquierda), las que llevan la sangre del corazón al cerebro.

Si no hay pulso, debe actuar enseguida con la reanimación cardiopulmonar. Si no existe riesgo para el accidentado, anote sus pulsaciones porque puede ser una información valiosa para quienes deban atenderlo.

Pulsaciones normales

- **Adultos:** 60-80 veces por minuto.
- **Niños:** 90-100 veces por minuto.
- **Lactantes:** 100-140 veces por minuto.

Reanimación cardiopulmonar

Tumbe al niño boca arriba en una superficie dura y arrodíllese a su lado.

Presione en la mitad inferior del esternón del niño con la mano o con dos dedos, dependiendo del tamaño del niño. Si es un niño pequeño, presione moderadamente (fig. A pág. siguiente). Cuando el corazón haya empezado a latir, coloque al niño en posición de recuperación. Si hay más de una persona ayudando, es mejor que uno haga el boca a boca mientras el otro se dedica al masaje cardíaco.

Si se trata de un recién nacido, sitúe los dedos pulgares debajo de la intersección de la línea que une los pezones y el esternón (fig. B).

Para bebés algo mayores, sitúe los dedos 3º y 4º en el mismo punto indicado anteriormente y presione hacia abajo. El esternón debe deprimirse de 1,5 a 2,5 cm.

Lleve a cabo cinco compresiones en el plazo de tres segundos e insufle aire (no retire los dedos entre compresiones). Repita la maniobra durante un minuto y compruebe el pulso y la respiración (fig. C).

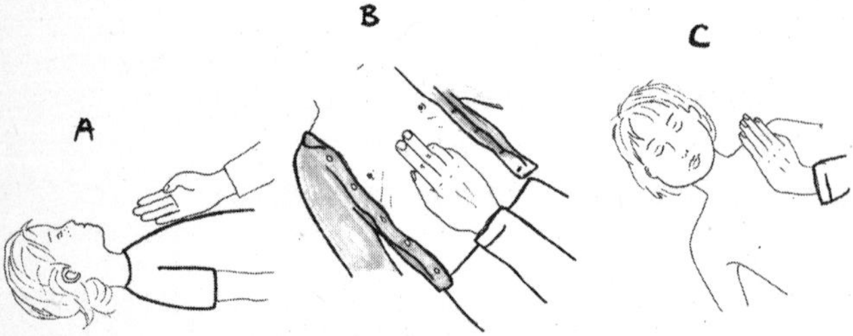

Posición de recuperación

Se recomienda si el niño está inconsciente pero hay presencia de respiración y pulso, ya que previene el vómito y el atragantamiento.

Flexione el brazo del lado interno para formar un ángulo recto con el cuerpo y coloque el dorso de la mano del lado externo bajo la mejilla.

Con la pierna del lado interno recta, flexione la otra rodilla y lleve esta pierna arriba hasta que forme un ángulo recto con el cuerpo. Sujete la cabeza con una mano.

Incline la cabeza hacia atrás para que el niño no se ahogue si vomita.

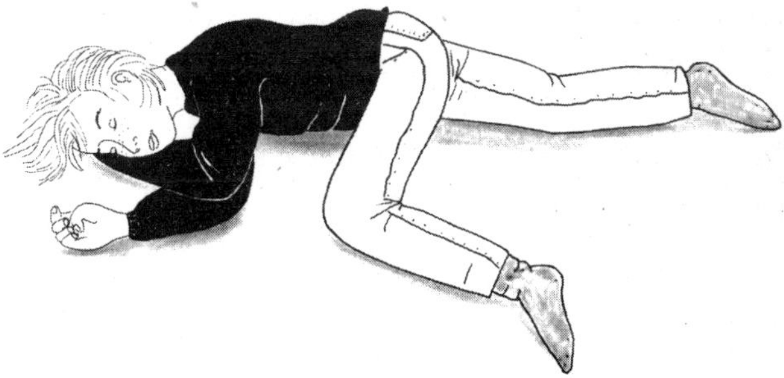

CÓMO ACTUAR

Haga que alguien llame a una ambulancia y evalúe el estado del niño.

1. ¿Está consciente? No, pase a 2. Sí, compruebe que no exista estado de *shock* y póngalo en posición de seguridad.
2. ¿Respira el niño? No, pase a 3. Sí, compruebe que no haya signos de estado de *shock*.

3. Compruebe que las vías respiratorias no estén obstruidas. Despéjelas.
4. ¿Tiene pulso? No, pase a 5. Sí, pase a 6 (respiración artificial) hasta que el niño respire espontáneamente o hasta que llegue la ambulancia. En bebés, pase a 5 igualmente si las pulsaciones son inferiores a 60 por minuto.
5. Reanimación cardiopulmonar. La relación entre compresión y ventilación es de 5 a 1. Repita durante un minuto. Pase a 7.
6. Practique la respiración artificial.
7. Compruebe si el niño tiene pulso. Sí, pase a 8. No, vuelva al número 5.
8. Compruebe si el niño respira. Sí, coloque al niño en posición de recuperación y tápelo con una manta. No, siga con la respiración artificial (número 6).

ESTADO DE SHOCK

Sus síntomas son pérdida de conocimiento, frialdad, palidez, sudor frío, piel seca y sudorosa, disminución de la tensión arterial, disminución de la respiración, que se hace superficial y rápida, y pulso rápido, que luego se vuelve débil.

El *shock* es un estado de depresión que afecta a varios órganos vitales y que es causado por una disminución del suministro sanguíneo a esos órganos.

Puede aparecer por un miedo intenso, en cuyo caso es temporal y cesará en cuanto el paciente se calme, o por algo más grave como una hemorragia externa o interna, una descarga eléctrica o quemaduras. En el primer caso, es inmediato, y en el segundo puede tardar en aparecer desde 3 minutos a 3 o 4 horas. El *shock* puede causar la muerte.

CÓMO ACTUAR

Lo primero de todo es pedir ayuda inmediatamente. Encargue a alguien que lo haga mientras usted atiende al niño.

Tienda al niño boca arriba sobre una manta y coloque la cabeza baja si no hay lesión en ella, o al mismo nivel o levemente elevada (use un almohadón o una manta doblada) si existe lesión. Si la columna o cuello están lesionados, mantenga baja la cabeza del niño y gírela hacia un lado con mucho cuidado. Eleve las piernas apoyándolas sobre unas almohadas.

Cubra al niño con una manta o una prenda de abrigo para protegerlo del frío. No lo exponga a ninguna fuente directa de calor (estufa o bolsa de agua caliente). No dé de beber al niño bajo ningún concepto.

Tranquilice al niño y anímelo a hablar si permanece consciente. Si pierde la conciencia, evalúe su estado y proceda a reanimarlo. Si respira, colóquelo en la posición de recuperación.

SHOCK POR DESCARGA ELÉCTRICA

La descarga puede producirse por contacto directo con un objeto o elemento que normalmente tiene fluido eléctrico, o por contacto indirecto, es decir, por tocar un elemento por el que pasa corriente a consecuencia de defectos de aislamiento. Revise su casa y los aparatos eléctricos y asegúrese de que todo está en orden. Existen cuatro tipos de accidentes al respecto:

- El niño toca un cable eléctrico descubierto, la parte metálica de un portalámparas o un enchufe no introducido por completo.

- Un niño pequeño se lleva a la boca un hilo eléctrico por el cual pasa corriente. En este caso, se producirá necrosis profunda de la lengua y de los labios, con secuelas graves.
- El niño introduce un objeto metálico en el enchufe.
- El niño usa un secador u otro aparato eléctrico estando descalzo o sobre un suelo húmedo.

SÍNTOMAS DEL SHOCK POR ELECTRICIDAD

En general, la víctima pierde el conocimiento, deja de respirar y su cuerpo toma un tinte amoratado o permanece totalmente blanco.

El pulso es débil o imperceptible y en el punto de contacto con la descarga eléctrica aparecen unas lesiones semejantes a las de una quemadura. El cuerpo queda rígido debido a la acción de la electricidad.

Lo primero es interrumpir el contacto entre el conductor eléctrico y la víctima. No lo toque hasta que haya hecho esto y no se arriesgue. Si el accidente ha tenido lugar en casa, desconecte la corriente si no ha saltado ya el automático.

En caso de no poder desconectar la electricidad, si no se trata de un cable de alta tensión, súbase sobre un montón de periódicos o libros y coja un palo de madera seco con el cual retirará el cable o empujará al niño. También puede enrollarse la mano con varios dobleces de tela completamente seca y tirar del herido por la ropa hasta separarlo del conductor.

Asegúrese de cogerlo por una parte que esté seca y ponga su otra mano detrás de la espalda para evitar tocarlo con ella por accidente.

Si el *shock* no ha sido muy grave y practica pronto la respiración artificial, es posible la recuperación.

Si el niño accidentado permanece en contacto con corriente de alta tensión o se halla aproximadamente a unos 18 m de ella, no debe rescatarlo ni acercarse a él hasta que la línea se haya cortado. Tenga en cuenta que la corriente puede formar un arco y saltar a considerable distancia, con consecuencias fatales también para usted.

Los materiales aislantes o la ropa seca no ofrecen protección alguna en el caso de cables de alta tensión.

❖ ❖ ❖

CURACIÓN DE QUEMADURAS Y ESCALDADURAS

La diferencia entre una quemadura y una escaldadura es que la primera constituye el resultado del contacto de la piel con una fuente de calor seco, mientras que la segunda está causada por un vapor húmedo, normalmente agua hirviendo o vapor.

De todas formas, los efectos son los mismos porque el agua hirviendo quema la piel igual que cualquier objeto caliente.

Todos los tejidos quemados retienen el calor y provocan más lesiones a menos que se enfríen rápidamente. El enfriamiento calma el dolor y evita la destrucción de más tejidos, por lo que puede acortar la duración en el tratamiento.

Las quemaduras pueden ser superficiales o profundas, según el alcance de las lesiones en los tejidos. Las grandes superficies quemadas, aunque se trate de quemaduras leves, ocasionan abundante pérdida de líquido orgánico.

Establecer la gravedad

Cuando se produce una quemadura, hay que valorar toda la extensión de la misma para establecer su gravedad.

Para ello, debe tener en cuenta los siguientes factores:

- Agente productor.
- Extensión de la lesión.
- Profundidad.
- Edad del paciente (siempre es más grave en niños más pequeños).
- Sitio de la quemadura.
- Presencia o ausencia de dolor.
- Presencia o ausencia de ampollas.

Si la quemadura supone el 15 % de extensión, debe trasladar al herido a un centro médico inmediatamente.

Las quemaduras de primer grado sólo afectan a la capa superficial de la piel, producen enrojecimiento y dolor intenso; las de segundo grado son más profundas y ocasionan ampollas, y las de tercer grado afectan a todas las capas de piel, hasta el tejido celular subcutáneo. Cuanto más profunda es una quemadura, menos dolor produce porque destruye las terminaciones sensitivas nerviosas.

Tratamiento de quemaduras leves

Para tratar quemaduras y escaldaduras leves, enfríe la zona pasándola por debajo del grifo de agua fría durante unos

10 minutos, saque los anillos o cualquier otro objeto que pueda llevar el herido antes de que la zona empiece a hincharse, y cubra la herida con una venda limpia y seca que impida el riesgo de infección.

Puede aliviarlo pasando un trozo de hielo por la zona quemada, aunque primero debe ponerlo en agua fría para evitar que se pegue a la piel.

Si la quemadura está en la cara aplique compresas frías. Deposítelas sobre la quemadura y nos las restriegue. Cubra luego la zona quemada con una mascarilla de gasa a la que habrá practicado un agujero para respirar.

Pida asistencia médica, tranquilice al niño y déle de beber pequeñas cantidades de agua.

No reviente las ampollas que se hayan podido formar en la zona quemada porque sólo conseguirá propiciar una infección.

TRATAMIENTO DE QUEMADURAS GRAVES

En las quemaduras, la administración inmediata de primeros auxilios puede no sólo salvar una vida sino, también, evitar lesiones permanentes.

Si las ropas de la víctima están ardiendo, sofoque las llamas con una manta, una alfombra o una chaqueta que puede empapar en agua y que debe ser siempre de fibras naturales, nunca sintéticas porque prenden enseguida. Tenga cuidado de no quemarse.

Tienda a la víctima en el suelo para evitar que salga corriendo.

No arranque nunca la ropa pegada a la quemadura, aunque sí puede quitar, siempre y cuando estén sueltas, las prendas empapadas en aceite caliente o agua hirviendo.

Es importantísimo enfriar la quemadura para impedir que se sigan produciendo daños. Si no puede usar un grifo, utilice un cubo o una regadera (no aplique cremas ni otro líquido que no sea agua). Vierta agua lentamente para conseguir los mejores resultados.

Si la víctima está consciente, déle a beber media taza de agua cada 10 o 15 minutos hasta que llegue al hospital.

TRATAMIENTO DE LAS QUEMADURAS QUÍMICAS

Ponga la parte afectada bajo agua corriente para eliminar el producto químico y evitar daños mayores. Mantenga la quemadura bajo el agua hasta que esté seguro de que el producto químico ha sido eliminado.

Si puede, quite la ropa de la zona afectada, pero desista si está pegada a la piel.

Los síntomas de una quemadura química son pinchazos seguidos de un enrojecimiento doloroso de la piel. Además, pueden aparecer ampollas y desprendimiento de la piel.

ESCALDADURAS EN LA BOCA

Se producen al beber líquidos demasiado calientes o cuando un niño se mete un objeto caliente en la boca.

Estas escaldaduras producen hinchazón y pueden provocar problemas para respirar.

Si la lesión es grave, coloque a la víctima en posición de seguridad. Si la respiración se detiene, practíquele la respiración artificial.

Si la víctima está consciente, déle a chupar unos trozos de hielo y llévela al hospital.

❖ ❖ ❖

CURACIÓN DE PICADURAS Y MORDEDURAS

Son muy comunes, pero suelen ser insignificantes y requieren escaso tratamiento. Sin embargo, hay algunas potencialmente peligrosas.

PICADURAS DE INSECTOS Y ARÁCNIDOS NO PELIGROSAS

Las producen los piojos, las pulgas, el parásito de la sarna y otros muchos insectos. Lávelas bien y use un jabón desinfectante para ayudar a evitar infecciones. Puede aliviar la picadura usando una crema antihistamínica.

En picaduras múltiples o algunas particularmente muy molestas, el médico puede prescribir antihistamínicos orales.

Las picaduras de mosquito son molestas, pero no suelen tener importancia. Producen picor, eritema e hinchazón;

lave la lesión con agua y jabón y aplique una pomada para combatir el prurito.

Las garrapatas pueden pasar del perro al cuero cabelludo de las personas (recuerde que pueden transmitir enfermedades infecciosas). Si éste fuera el caso, sáquelas con mucho cuidado.

PICADURAS POTENCIALMENTE PELIGROSAS

En su mayoría proceden de abejas y avispas. La incidencia de reacciones de hipersensibilidad (potencialmente peligrosas) en los niños prepúberes resulta muy reducida.

Las picaduras de estos insectos son dolorosas y producen hinchazón y picazón. Aunque el dolor sea intenso, no suele durar mucho tiempo.

Puede ser necesario extraer el aguijón. Examine la picadura con cuidado para determinarlo. Si la picadura es de una abeja, proceda con la máxima delicadeza porque bajo la superficie de la piel ha podido quedar la bolsa del veneno.

Para aliviar el dolor puede aplicar hielo o barro frío y dar al niño una dosis de aspirina. Si no tiene estos dos elementos a mano, también puede emplear amoníaco, una pasta de levadura en polvo, tabaco mojado o sal húmeda.

La hinchazón es más acusada que en la picadura de mosquito y puede durar varios días, sobre todo en zonas más delicadas, como orejas, nariz, pies, tobillos, manos y dedos, ojos, genitales masculinos...

En casos contados puede aparecer hipersensibilidad: reacciona todo el cuerpo o bien órganos alejados del punto de ubicación de la picadura. Algunos ejemplos de estas reacciones son urticaria generalizada, desmayo, espasmos bronquiales, sensación de laringe cerrada y *shock*. El paciente necesita cuidados médicos urgentes.

Si alguien es alérgico a las picaduras, pida al médico que le prescriba un botiquín de urgencia para actuar rápidamente en una próxima vez.

PICADURAS MUY PELIGROSAS

- **Escorpiones.** Se encuentran bajo las piedras, especialmente en lugares muy soleados. Algunas especies producen sólo una reacción local, dolor intenso e inflamación en el punto de la picadura. Otras especies pueden causar convulsiones, parálisis e incluso la muerte en niños de muy corta edad. Es preciso ayuda inmediata.
- **Araña.** La picadura de una araña, si es venenosa, produce la misma sensación que las picaduras de avispa, pero inmediatamente después aparece una mancha rojiza o una hinchazón local en cuyo centro se aprecia la picadura, muy pequeña.

  Existe picazón y enrojecimiento, hinchazón y fuerte dolor en la zona picada, espasmos musculares, pulso lento, frío en las extremidades y sudor intenso.

  Lave la herida con agua y jabón y aplique compresas de agua fría con una solución concentrada de bicarbonato sódico.
- **Arañas pardas.** Suelen alojarse en desvanes y lugares interiores de almacenaje. Su mordedura produce una

reacción local y, posteriormente, fiebre, desazón general y sarpullido. Pida ayuda inmediatamente.

- **Araña viuda negra.** Habita en la parte sur de Estados Unidos. Los síntomas de su picadura son severo dolor, sudación, agitación, ansiedad y calambres.
  Vigile la respiración y, si es necesario, practique la respiración artificial. Coloque la extremidad afectada por encima del corazón y consiga ayuda inmediata.

ANIMALES MARINOS

El contacto con una medusa ocasiona urticaria y picor. Otras especies provocan dolor y sensación de quemazón, náuseas, vómitos, pérdida de conciencia...

Lave la herida con agua de mar o agua salada o vinagre para arrastrar los filamentos y tentáculos. Limpie la zona afectada con amoníaco diluido o con alcohol.

Las anémonas de mar y las actinias rojas provocan una sensación de quemazón, dolor, eritema, urticaria y picor, además de calambres y diarrea.

Las lesiones causadas por erizos de mar provocan dolor, malestar, calambres y temblores musculares. Acuda a un médico para que se los extraigan.

MORDEDURAS DE SERPIENTE

Las mordeduras de serpiente pueden producir dolor intenso y, con frecuencia, la víctima se asusta mucho. Es importante identificar la serpiente que ha mordido para poder administrar el tratamiento adecuado. En los países donde abundan las serpientes venenosas, los centros de tratamiento suelen tener existencias de sueros antiofídicos.

Para tratar las mordeduras de serpiente, tranquilice a la víctima y acuéstela. Lave la herida con agua para arrastrar el veneno. No corte ni chupe la mordedura ni ponga nada en ella. Simplemente coloque una gasa estéril y lleve a la víctima al hospital. En caso de que no pueda conseguir ayuda médica rápidamente, coloque una banda compresiva ancha y poco apretada entre la mordedura y el corazón, limpie la herida con alcohol y, con un cuchillo, realice una incisión no mayor de 1 cm de longitud y 3 o 4 mm de profundidad. Succione la herida con una jeringuilla sin aguja y, por último, lávela con agua y jabón y aplique compresas de agua fría. Si la respiración se detiene, practique la respiración artificial.

En la península Ibérica sólo existen tres especies de vipéridos. La que posee un veneno más activo es *Vipera berus* (europea o común), seguida de *Vipera aspis* y *Vipera lastastei* (hocicuda). También existen dos especies principales de culebras: *Malpolon monspessulanus* (culebra bastarda) y *Macroprotodon cucullatus* (culebra de cogulla), cuya mordedura no provoca graves consecuencias.

MORDEDURAS DE ANIMALES DOMÉSTICOS

El 85 % de las mordeduras por animales son producidas por perros, una gran mayoría de ellos de la propia familia.

En los niños pequeños, las mordeduras suelen localizarse en la cara o en el cuello.

Cuando un perro muerda a alguien es conveniente acudir al médico para que aplique la inyección del tétanos y prescriba, si es necesario, una vacuna contra la rabia. En Europa, la mayoría de perros están inmunizados contra la rabia, pero en otros países puede ser necesario un rápido tratamiento. Tenga en todo momento controlado al perro para que el veterinario pueda examinarlo.

Mientras tanto, controle la hemorragia, enjuague la zona afectada bajo el grifo y lave la herida con agua y jabón. Seque la zona con suavidad aplicando una gasa limpia.

Aplique un apósito estéril y sujételo con una venda para que no se mueva.

Puede tratar la herida con frecuentes baños tibios (20 minutos, tres o cuatro veces al día), que ayudarán a mantener abierta la herida para que se drene.

Si hay signos de infección (dolor en aumento y sensibilidad continua, hinchazón y enrojecimiento), consulte con un médico.

VENDAJES Y CABESTRILLOS

VENDAJES TRIANGULARES

Tienen muchas aplicaciones: pueden emplearse como cabestrillos, vendajes de cabeza o vendas anchas o estrechas. Si los dobla en dos pliegues forman una venda ancha, y si los dobla en tres, obtiene una venda estrecha.

En cualquier caso, siempre cabe la posibilidad de realizar un cabestrillo improvisado con un trozo de tela.

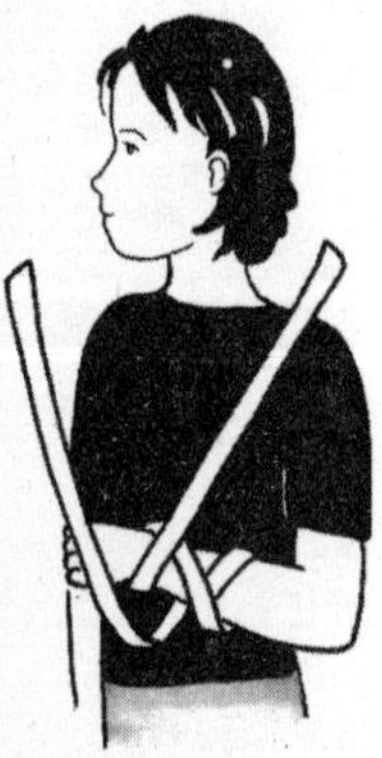

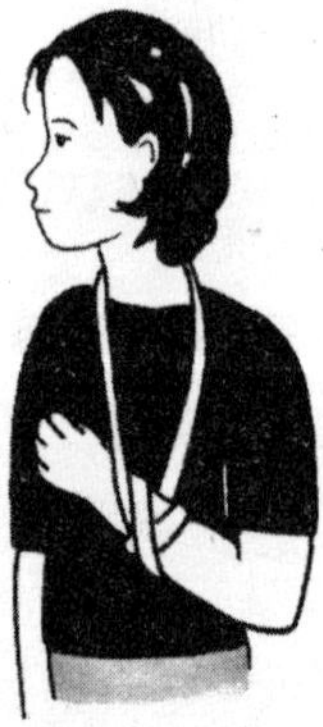

CABESTRILLO

Su misión es inmovilizar las fracturas de los brazos o de las muñecas y disminuir el peso de un hombro fracturado.

Coloque un pañuelo entre el brazo del niño y el pecho (fig. A). Rodee su cuello con la punta del mismo. Luego levante el extremo inferior del pañuelo y anúdelo con el extremo que ha colocado alrededor del cuello (fig. B). Recoja el sobrante en la punta próxima al codo, sujetándolo con un imperdible (fig. C).

A

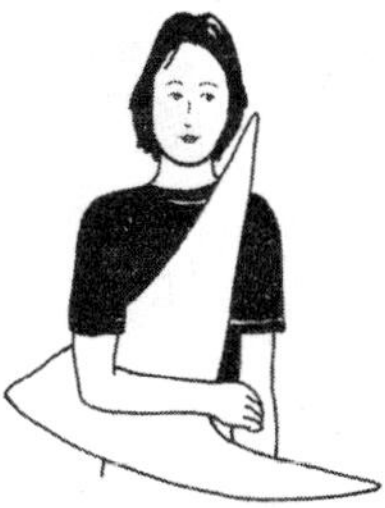

B

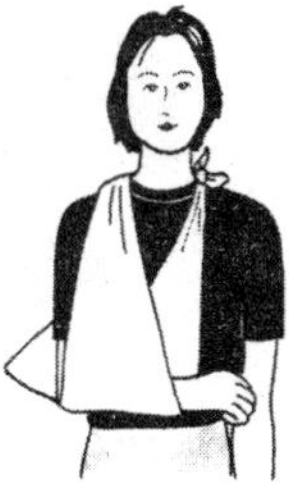

C

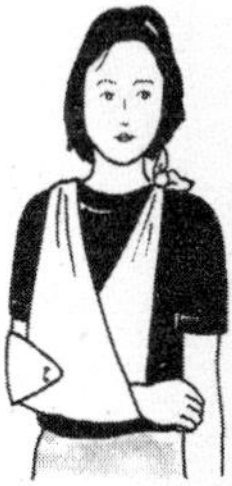

CABESTRILLO ALTO

Se utilizan en lesiones del brazo y parte superior del cuerpo para elevar, inmovilizar y sujetar la extremidad lesionada.

Coloque la mano del brazo lesionado sobre el hombro contrario. Haga que el niño se sujete el codo con la otra mano (fig. A, pág. siguiente). Coloque y sujete la parte superior del pañuelo en el hombro del lado no lesionado y pase el extremo inferior por debajo del brazo lesionado. Llévelo hacia arriba alrededor de la espalda, procurando que el codo quede firmemente cubierto y sujeto con la venda (fig. B).

Haga un nudo por debajo del hombro y ponga las puntas hacia dentro. Asegure el vendaje doblando la tela sobrante hacia dentro en el codo (fig. C). Puede colocar un vendaje de banda ancha alrededor del cuerpo y brazo como soporte adicional.

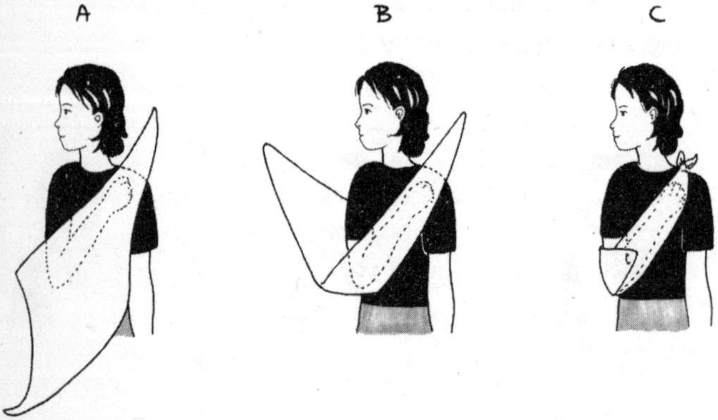

VENDAJE

Proporciona protección a la herida y, además, sirve de apoyo para una parte lesionada del cuerpo.

Elija la venda de la anchura indicada según se trate de una lesión en un dedo, en el muslo o en el abdomen. Es más fácil vendar una herida si el accidentado permanece sentado. Apoye el miembro lesionado sobre una superficie rígida para que usted pueda tener las manos libres.

Cuando coloque el vendaje mueva las manos con firmeza y no torpemente o con leves temblores para evitar dañar al herido.

Empiece a vendar por debajo de la zona lesionada y no por encima. De esta forma podrá ir haciendo una espiral hacia arriba.

VENDAR UN TOBILLO

La sujeción no será muy fuerte, pero si utiliza una venda elástica, al menos podrá evitar movimientos no deseados y calmar el dolor.

Sujete la cola de la venda por debajo del pie y enrolle la venda alrededor del empeine una vez (figs. A y B). Pase el vendaje alrededor del pie por detrás del tobillo haciendo un ocho y, de nuevo, hacia abajo por debajo del pie (fig. C).

Repita este movimiento dos o tres veces más y termine enrollando la venda un par de veces por encima del tobillo y asegurándola.

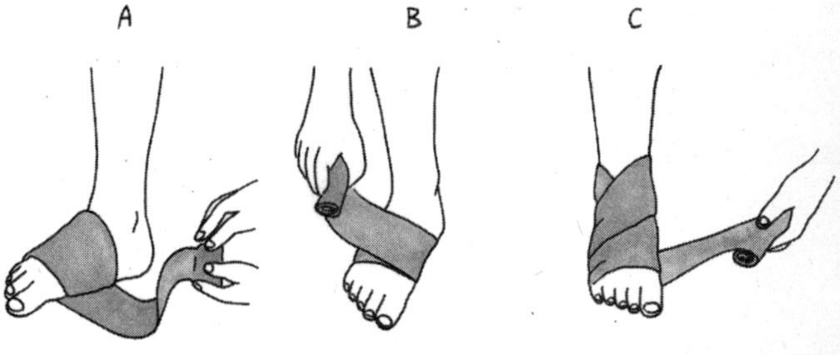

Vendar una mano

Empiece pasando la venda alrededor de la muñeca para que se mantenga sin moverse. Pase la venda en diagonal por detrás de la mano y, después, hacia delante, por debajo de los dedos en diagonal por la palma de la mano, entre el dedo pulgar y el índice, y llegue otra vez hasta la muñeca. Repita este movimiento varias veces y asegure la venda.

LESIONES

EN LOS MIEMBROS INFERIORES

En este apartado se tratan las lesiones del cuerpo que no son fracturas, ya que éstas se han explicado en un capítulo anterior.

LA CADERA

Los niños rara vez se lesionan la cadera, y son otras partes de la pierna las que cargan con mayor frecuencia con la lesión.

Las lesiones graves en la cadera suelen implicar fractura o dislocación en las articulaciones o muy cerca de ellas y es evidente que el niño sufre una lesión grave.

No se le puede consolar y la pierna se encuentra en una posición extraña; todo movimiento provoca un dolor insoportable e incluso, quizá, la pierna se muestre un poco más corta que la otra. Tiene que pedir ayuda médica inmediata. Inmovilice las piernas colocando entre ellas un soporte almohadillado o acolchado. Coloque un vendaje en forma de 8 en los pies y un pañuelo de banda ancha en la región pélvica.

Para inmovilizar al niño sujételo, mediante un pañuelo de banda ancha, a una superficie dura.

ESGUINCE DE LOS MÚSCULOS ABDUCTORES

Es una lesión típica de los ejercicios de danza o gimnasia que se produce cuando se efectúa la apertura de piernas en línea recta sobre el suelo. El niño puede sentir un dolor en la parte interior del muslo, muy arriba, cerca de la ingle.

El dolor puede ceder y permitir que el niño siga sus ejercicios, aunque reaparece a las 24 horas y ya no cesa.

Lo mejor es la aplicación de calor local y baños calientes y prescindir de realizar los ejercicios durante una semana. Puede administrar analgésicos (aspirina, paracetamol o, mejor, ibuprofeno).

DISTENSIÓN MUSCULAR

Son comunes en la parte superior de la pierna y también del brazo. Hay muchos músculos que se originan, pasan a través o terminan en la parte superior de la pierna, por lo que no es sorprendente que sufran distensiones, esguinces o traumatismos diversos.

Todas estas lesiones causan dolor, espasmo y sensibilidad. La hinchazón rara vez es evidente, y son más comunes los moratones. Para el diagnóstico es esencial saber que, si al niño se le presta el debido estímulo, puede caminar, aunque tal vez cojee, mientras que si tuviera una fractura sería imposible.

Es imprescindible que el niño descanse. Aplique calor en la zona y consulte con un especialista.

Rodilla

Aunque las rodillas se cuentan entre las articulaciones más susceptibles de sufrir lesiones en los atletas, es raro que los bebés y los niños pequeños las padezcan.

Cuando hay lesiones graves en la rodilla se detectan por hinchazón, dolor y sensibilidad muy notables, así como una seria limitación del movimiento. Acuda al médico inmediatamente para que haga radiografías, que pueden indicar el alcance de la lesión.

En los niños de cuatro a diez años, la presencia de cojera y de dolor en la rodilla puede tener mayor relación con un problema de cadera que con una lesión en la rodilla.

Vigile atentamente al niño y procure que descanse con la pierna elevada y una almohada debajo de la rodilla para que ésta tenga una flexión parcial. Si pasados dos días sigue habiendo dolor, acuda al médico, quien deberá indicar radiografías de las rodillas y de las caderas.

Los adolescentes, especialmente si practican deportes como fútbol, baloncesto o atletismo, pueden sentir dolor en las rodillas. Este dolor se agrava cuando entrenan y se calma cuando descansan. Por muy interesante que sea la competición o importante que sea el siguiente partido, hay que tratar que el chico repose.

Para tratar el dolor, ya sea en las rodillas o en otras zonas que hayan sufrido un traumatismo (contusión, esguince, hematoma...), puede recurrir a plantas como el árnica. Calcule 2 g de flores por 100 ml de agua en infusión, sin dejar hervir. Aplique en forma de compresas calientes. Puede usar también tintura madre o extracto fluido, en cuyo caso calculará 20 gotas, que mezclará con agua caliente y aplicará en forma de compresas.

El árnica debe limitarse a su aplicación externa porque posee un alto grado de toxicidad.

Luxación de rodilla

No intente reducir las luxaciones por su cuenta y pida ayuda inmediata. Trate la luxación como si fuera una fractura e inmovilice al niño herido.

Si la pierna está doblada, inmovilice la rodilla en esta posición con una tablilla almohadillada.

Si la rodilla está recta, coloque una tablilla desde la nalga al talón del pie de la extremidad afectada y asegúrela con varias vendas o pañuelos.

Distensión de rodilla

Apoye la rodilla sobre una almohada, sin forzarla. No modifique la posición doblada de la rodilla. Aplique un apósito blando o algodón alrededor de la rodilla y, seguidamente, un vendaje. Procure que el niño no se mueva y trasládelo con mucho cuidado al servicio de urgencias más cercano.

ESPINILLA

Es frecuente que los niños sufran múltiples golpes en las espinillas (parte delantera de las piernas, debajo de la rodilla), que causarán moraduras. No debe confundirse con un trastorno relacionado con la sangre, ya que si así fuera, las moraduras aparecerían por todo el cuerpo sin motivo aparente.

Es normal que los niños sufran contusiones y golpes diversos; sin embargo, hay dos casos en los que debe consultar con el médico: si aparecen unos bultos sensibles y persistentes en las espinillas, sin presencia de moraduras, y si existen hematomas en las piernas, tanto en la parte delantera como trasera, arriba y abajo, sin quedar limitados a las espinillas y sin que haya habido repetidos traumatismos.

DOLOR EN LOS GEMELOS

Son relativamente frecuentes, en atletas que corren mucho, dolores agudos en la parte trasera de la pierna, en los músculos gemelos. Aplique calor, elévele la pierna o piernas y procure que el chico descanse cómodamente.

EL TOBILLO

La articulación del tobillo es una zona muy susceptible a los traumatismos porque abarca una gran cantidad de huesos, articulaciones, tendones, ligamentos y superficies articulares.

Una lesión del tobillo puede considerarse leve si no existe una gran hinchazón y si el paciente puede soportar su propio peso.

El tobillo levemente lesionado soporta peso, aunque con alguna incomodidad. Trate sólo las lesiones más leves y, si tiene alguna duda, consulte con el médico.

Hay lesiones, como los ligamentos distendidos alrededor del tobillo, que pueden requerir un enyesado para lograr una inmovilización completa o puede ser necesaria una radiografía para localizar una pequeña fractura. Acuda al especialista.

TORCEDURA O ESGUINCE DEL TOBILLO

La hinchazón es mínima y el paciente puede soportar el peso. Hay que utilizar inmediatamente una bolsa de hielo, recurrir a elevación e inmovilización relativa sobre una almohada apoyada en un taburete o en una silla, y algo para aliviar el dolor.

La continuación de este tratamiento durante 24 horas reducirá la lesión.

Después del tratamiento inicial, procure que el niño no cargue el tobillo y hágalo reposar. Puede utilizar un vendaje elástico, que aplicará sobre algodón, para evitar movimientos bruscos cuando el niño ande. Prosiga con la elevación cuando el niño no camine, pero aplique calor en lugar de frío. Si el paciente no mejora visiblemente al cabo de un día se impone la visita al médico.

Fractura de marcha en el pie

Si el niño presenta una lesión en el pie como resultado de un salto desde un lugar relativamente alto y el dolor persiste durante varios días, quizá el niño tenga fractura en uno o más huesos metatarsianos.

En muchos casos, estas fracturas son de trazo fino y sólo serán visibles al cabo de 7 o 10 días. Si se ha efectuado una radiografía y no se ha observado nada raro, pero el niño sigue quejándose, pida al médico que realice otra radiografía pasado ese tiempo.

Los metatarsianos están unidos por ligamentos y se articulan muy bien entre sí, por lo que es difícil que se produzcan desplazamientos.

Síndrome del talón doloroso

Puede aliviar el dolor aplicando plantillas blandas (gomaespuma) de 12 mm de grosor en la parte del talón de los zapatos. Deberá realizarse en los dos pies y en todo tipo de zapatos (incluso zapatillas) durante un mes como mínimo.

TRAUMATISMO EN LOS DEDOS DE LOS PIES

Es frecuente darse un golpe en los dedos, que caigan encima de ellos objetos pesados o que un adulto los pise.

Si no hay hemorragia debajo de la uña, coloque el pie en posición elevada para aliviar las pulsaciones dolorosas y aplique hielo con el fin de reducir la hinchazón.

Para evitar que la carga sobre el pie sea dolorosa, entablille el dedo lesionado. Sujete el dedo afectado a uno o dos de los dedos vecinos con un trozo de esparadrapo.

Coloque una gasa o una tela entre los dedos antes de sujetarlos entre sí. Si los dedos lesionados son el primero y el quinto, se unen al dedo de al lado, y si son el segundo, tercero y cuarto, se unen a los dedos de ambos lados.

LESIONES EN LOS GENITALES

Las lesiones graves en los genitales de ambos sexos son bastante raras.

LESIONES EN LOS GENITALES FEMENINOS

Pueden producirse si una niña de corta edad cae con las piernas abiertas sobre un tronco, una cerca o cualquier juguete. Hay presencia de sangre en las bragas y la niña se queja de dolor en la zona.

Examine a la niña con cuidado. Lo más seguro es que haya un hematoma y un desgarro muy pequeño en los labios vulvares. Esto no es grave y sólo requiere baños de agua tibia, tres o cuatro veces al día, durante 15 a 20 minutos.

Si detecta una herida mayor, lleve a la niña al médico para que determine si es necesario poner puntos, aunque estos casos son raros. Incluso si hay simplemente una laceración labial, la niña puede experimentar molestias al orinar porque se irrita la zona herida. Si esto ocurre, llene el bidé con agua tibia y haga que orine en él. La orina se disolverá instantáneamente y la niña no sufrirá molestias.

LESIONES EN LOS GENITALES MASCULINOS

Los niños de corta edad se atrapan a veces el pene en la cremallera o cierre del pantalón o bajo el asiento del inodoro. Nunca se trata de un asunto grave. Las cremalleras pueden causar pequeños cortes que sólo requieren una buena higiene y los asientos de los inodoros pueden provocar hematomas que mejoran fácilmente.

Si la hinchazón dificulta la micción, pruebc también con baños de agua tibia.

A veces, como resultado de un traumatismo, y otras, sin ninguna razón evidente, un niño mayor o adolescente experimenta un dolor agudo en un testículo.

Si se le somete a examen, el testículo se muestra muy sensible y puede estar hinchado y enrojecido.

Es posible que el cordón del testículo se haya retorcido, afectando con ello al suministro sanguíneo. Acuda de inmediato al médico.

LESIONES EN EXTREMIDADES SUPERIORES

PRONACIÓN DOLOROSA

Es una lesión muy típica en los niños que se produce entre los 6 meses y los 3 años de edad, y que se origina al traccionar violentamente el brazo del niño hacia arriba, en el momento de subir un escalón, por ejemplo.

El niño con pronación dolorosa (tirón del codo) se queja de dolor en el codo e incapacidad para moverlo. Esta lesión no tiene importancia, pero se debe llevar al niño a un centro hospitalario para que la reduzcan.

En niños pequeños, la reanudación de la actividad es inmediata; en niños mayores, en ocasiones, se indica la inmovilización durante una semana con yeso.

LESIONES DE LA MUÑECA

La mayoría de lesiones de la muñeca implican distensiones menores y lesiones de tendón. Pueden ser de difícil diagnóstico a causa de su compleja anatomía. Siga un tratamiento general a base de hielo, primero, y calor, más adelante, inmovilización y analgésicos.

Si una radiografía no muestra la existencia de una fractura pero el dolor prosigue, realice otra radiografía al cabo de 7 o 10 días.

La mano

Los huesos de la mano (metacarpianos) se rompen a veces, aunque no es frecuente. Generalmente, la lesión es causada por el impacto de un puño mal cerrado contra un objeto duro.

Encontrar el punto doloroso en un hueso del dorso de la mano es fácil, pero no resulta tan fácil distinguir si se trata de un hueso magullado o de una fractura.

Para determinarlo, haga que el paciente extienda la mano y los dedos rígidamente y, a continuación, golpee secamente las puntas de los dedos con un objeto romo (una cucharilla, por ejemplo). Si hay un metacarpiano roto, este golpe provocará dolor en el lugar de la fractura.

Compare las respuestas de los diferentes dedos para que el diagnóstico resulte evidente. Si los metacarpianos están simplemente magullados, no dolerán cuando golpee la punta del dedo. En ese caso aplique primero frío, y luego calor, y vende la mano para protegerla.

LESIONES EN LOS DEDOS

Hay tres huesos en cada dedo y una compleja distribución de tendones y ligamentos que controlan su movimiento. Entre los tres huesos existen dos articulaciones que constituyen el lugar más frecuente de lesiones en los dedos.

DEDOS MAGULLADOS

Se producen cuando un objeto golpea con fuerza la punta de un dedo extendido, con lo que los tres huesos se unen punta con punta.

Generalmente se produce una hemorragia en las articulaciones entre los huesos y dolor, extrema sensibilidad, limitación de movimiento e hinchazón.

Es una lesión común al practicar deportes como baloncesto o béisbol.

Inspeccione el dedo para asegurarse de que no está fuera de sitio o deformado y de que conserva su alineación. Haga que el niño mueva el dedo. Debería poder hacerlo aunque con alguna dificultad y dolor. Palpe con cuidado el dedo, hueso por hueso y articulación por articulación, para localizar la máxima sensibilidad.

Si la zona más sensible y la hinchazón se encuentran en la articulación, el diagnóstico más probable es el de dedo magullado.

Si el dedo está roto, debe entablillarse durante unas tres semanas, pero conviene que se ocupe de ello el médico. Si el dedo está magullado, debe inmovilizarlo con un entablillado por unos días.

Retire después el entablillado y aliente al niño a que mueva el dedo para que recupere la flexibilidad y acelere la absorción de la sangre en la articulación.

Si pasados unos días el dolor no cede, puede tratarse de una fractura en el extremo de uno de los huesos. Una radiografía pondrá de manifiesto si es necesario mantener el entablillado durante dos semanas más. Estas fracturas pueden confundirse con los dedos magullados porque la sensibilidad y la hinchazón máxima se producen en la articulación.

En el caso de fracturas puede aplicar compresas de consuelda para reducir el dolor y acelerar la recuperación. Haga una decocción con 100 a 200 g de planta por litro de agua, deje reposar dos horas y aplique con compresas.

Yemas de los dedos

Son especialmente propensas a los traumatismos porque pueden pellizcarse, sufren magulladuras, cortes y golpes...

Aplastamiento

La mayoría de las veces ocurre al introducir los dedos en un lugar indebido que puede provocar un traumatismo, como puertas de vehículos o casas, martillos, piedras...

El dolor y la sensibilidad son intensos y deben tratarse de inmediato: meta la punta del dedo en un plato con agua tibia y sal durante varios minutos, procurando que la mano quede al mismo nivel que el dedo dañado.

Después del tratamiento inicial puede aplicar un vendaje voluminoso al dedo, que mantendrá durante unos días para protegerlo de todo contacto. Ponga también un cabestrillo para mantener el dedo, la mano y el antebrazo en posición elevada. Esto reducirá las pulsaciones dolorosas y evitará la hinchazón.

Hemorragia debajo de la uña

Cuando la uña adquiere un color azulado o negruzco inmediatamente después de sufrir una lesión en la punta de un dedo es que existe hemorragia bajo la uña.

Lleve al niño al médico para que lo examine y dictamine qué cura debe recibir y si existe, además, una fractura.

En su mayoría, las uñas que muestran hemorragia debajo acaban por desprenderse y son sustituidas por otra tan buena como la original. Es un proceso que lleva meses, en el cual la uña nueva expulsará progresivamente y sin dificultad a la antigua. Durante este proceso, la parte de carne expuesta no se mostrará sensible.

Cortes en los dedos

Deben tratarse como las otras laceraciones, pero antes tiene que examinarlos cuidadosamente para descartar la implicación de tendones.

Si un niño se corta en el dedo, envuelva enseguida el dedo herido con una venda o una tela limpia y aplique presión a fin de cortar la hemorragia.

Pasados de 15 a 20 minutos, cuando la hemorragia haya cesado, convenza al niño de que doble y enderece el dedo hasta que usted se convenza de que puede realizar estos movimientos. Debe poder enderezar todo el dedo, incluso la punta.

Si no es así, aunque el corte sea pequeño, debe usted recurrir a un profesional.

Si está seguro de que la función del dedo no ha quedado afectada, cure como cualquier otra herida. Si los bordes de la herida tienen tendencia a abrirse cuando se dobla el dedo, aplique un vendaje voluminoso durante una semana.

Uñas rotas

La rotura de una uña es muy doloroso. Por este motivo se encontrará con un niño llorando a lágrima viva.

Sostenga el dedo con cuidado, pero firmemente, con un trozo de tela de forma que pueda cortar la hemorragia y el niño no vea la lesión.

Cuando el niño esté más tranquilo dígale que va a echar un vistazo al dedo y que no le hará ningún daño.

Examine la uña y determine la importancia de la rotura. Si es pequeña y en línea recta y no ha sido arrancado ningún fragmento, limítese a lavar y vendar la lesión.

La rotura no se reparará por sí sola, pero la herida cicatrizará sin ningún problema. Puede ser conveniente mantener una tirita adhesiva o un esparadrapo sobre la lesión durante unos días para evitar que se enganche con las prendas de vestir.

Si, en cambio, una parte de la uña ha resultado arrancada o ha quedado separada de la matriz, considere que ese fragmento se desprenderá. No intente desprenderlo de un tirón porque es un procedimiento muy doloroso y sangrante.

Lo mejor es cubrir la zona afectada con una pomada antibiótica y un vendaje más bien grueso que debe renovarse cada dos días. El fragmento de uña dañado se desprenderá solo (y sin ningún dolor) al cabo de dos o cuatro días; mientras tanto, recuerde mantener la mano un poco hacia arriba.

Si cuando va a cambiar el vendaje descubre que éste se ha adherido a la herida, mójelo con agua oxigenada (nunca con alcohol) para despegarlo. A los pocos días, la matriz de la uña se habrá endurecido y bastará con aplicar una tira adhesiva; más adelante puede prescindirse incluso de ésta.

ANILLOS Y OTROS OBJETOS ATASCADOS EN LOS DEDOS

Constituye un problema bastante corriente. A veces, los objetos o los anillos deben cortarse y para eso existen instrumentos que efectúan la operación sin causar ningún daño al dedo.

Sin embargo, hay algunos trucos que pueden evitar la visita al médico:

- Lubrique el dedo con jabón o aceite de cocina, cualquier pomada, grasa..., e intente extraer el objeto cuidadosamente.
- Si no funciona, meta el dedo en un recipiente con agua jabonosa y tibia, haga deslizar el objeto circundante hasta una parte del dedo donde esté lo más suelto posible e inicie un masaje del dedo desde la punta hacia la mano para intentar que la hinchazón baje. Al cabo de unos minutos, vuelva a lubricar e inténtelo de nuevo.

No intente liberar los dedos de objetos con los bordes cortantes o afilados.

LESIONES EN LA CABEZA

Las lesiones en la cabeza deben tenerse siempre en consideración en los niños, ya que pueden ocasionar una conmoción cerebral o incluso una fractura de cráneo.

Las lesiones en la cabeza más graves son las que ocasionan pérdida de la consciencia. A menos que esto suceda, es difícil que un niño haya sufrido algún daño grave (aun así, siempre es bueno que lo examinen en urgencias).

Si el niño pierde la conciencia y la recupera al cabo de unos minutos espontáneamente, es necesario que acuda a un hospital para que lo mantengan en observación.

Sin embargo, no conviene alarmarse excesivamente; en su mayoría, las lesiones en la cabeza son leves.

CÓMO ACTUAR

Si hay una herida en la cabeza y el niño está consciente o ha recuperado la conciencia tras un breve período, llame rápidamente al médico para que dictamine qué cuidados precisa.

Si el niño está inconsciente como resultado de una lesión en la cabeza siga el tratamiento general en estos casos usando la posición de recuperación o las técnicas de reanimación. Pida ayuda médica inmediata. No mueva al accidentado si no es absolutamente necesario y compruebe el pulso y la respiración cada 10 minutos.

Si el niño está consciente compruebe si respira de forma ruidosa o trabajosa, si está confundido o somnoliento o si tiene un pulso fuerte pero lento.

Otros signos de alarma son convulsiones, vómitos repetidos que continúan horas después de la lesión, hemorragia en la nariz o en los oídos, movimientos repetitivos e inusuales en los ojos o movimientos desequilibrados con tendencia a perder el equilibrio hacia un lado o hacia otro.

Cualquiera de estos síntomas sugiere que puede haber inflamación o daño cerebral. Pida ayuda.

Si no hay ninguna evidencia de gravedad, tranquilice al niño y, si se lo permite, aplique hielo en la zona lesionada para reducir la hinchazón.

Tranquilícese usted y tranquilice al niño. Cójalo en brazos y abrácelo, y no le dé aspirina ni ningún otro tipo de medicamento.

Administre al niño pequeñas y frecuentes cantidades de agua, pero no le dé de comer porque quizá lo vomite.

Permita que el niño duerma si así lo desea, aunque es conveniente despertarlo cada hora durante unas pocas horas y después cada cuatro horas durante el resto de la noche. No lo espabile totalmente: compruebe sólo que se despierta normalmente y que se mueve con naturalidad.

Durante uno o dos días después del golpe, el niño debe observar un relativo descanso hasta que desaparezcan todos los síntomas.

TRAUMATISMO CRANEOENCEFÁLICO

El traumatismo craneoencefálico es muy frecuente entre los niños y, de hecho, constituye el 6 % de los accidentes infantiles.

Un traumatismo craneoencefálico puede dar lugar a fracturas craneales (abiertas, cerradas, hundidas), heridas contusas o incisas, lesiones focales (contusiones y hematomas) y lesiones difusas (conmoción cerebral).

Los síntomas que pueden presentarse en estos casos son evidencia de herida o golpe en la cabeza, presencia de alguna deformación craneana, pérdida de conocimiento, líquido cefalorraquídeo que fluye por la nariz o el oído...

FRACTURAS CRANEALES

Se producen por traumatismo directo y deben considerarse graves. En el caso de que el área de contacto haya sido extensa, la fractura suele ser lineal.

Si el traumatismo se concentra en una área más bien pequeña puede producirse un hundimiento.

La fractura de la base del cráneo se debe a una fuerza indirecta como puede ser una caída de pie o un golpe en la mandíbula.

COMPRESIÓN CEREBRAL

La compresión cerebral es un grave trastorno ocasionado por la acumulación de sangre en el interior del cráneo (hematoma) y por la presión consiguiente ejercida sobre el cerebro.

Puede sobrevenir tras una conmoción y presentarse hasta 48 horas después de la recuperación del accidentado. Se caracteriza por desorientación, confusión, fuerte dolor de cabeza, respiración ruidosa, pulso irregular y lento, y pupilas de distinto tamaño. Acuda al hospital.

CONMOCIÓN CEREBRAL

Constituye un estado transitorio del cerebro debido a un traumatismo en la cabeza, una caída o un golpe en la mandíbula. La conmoción representa un paro temporal de las funciones normales del cerebro por una fuerte sacudida de éste en el interior del cráneo. Normalmente, la víctima se recupera en pocos días.

Los síntomas que puede presentar son:

- Pérdida total o parcial de conocimiento.
- La respiración es superficial y se observa palidez facial y pulso débil, aunque acelerado.
- Durante la recuperación del conocimiento, el accidentado presenta náuseas o vómitos.
- Al recobrar el conocimiento, no recuerda ningún acontecimiento anterior.

LESIONES EN EL ROSTRO

LACERACIONES EN LA CARA

Las heridas en la cara mayores de 1 cm de longitud o de anchura deben suturarse porque las cicatrices en el rostro son muy visibles.

HERIDAS EN EL OJO Y ALREDEDOR

El niño debe ser llevado al médico sin demora si existe:

- Una herida directa en el ojo.
- Una herida alrededor del ojo que provoque enrojecimiento de la zona blanca del ojo durante más de una hora.
- Una herida que cause visión borrosa en un ojo o doble visión al mirar con ambos ojos.
- Una herida que cause dolor en el ojo.
- Un ojo que presente sensación de cuerpo extraño persistente, especialmente si enrojece la parte blanca del ojo.

Por el contrario, las pequeñas laceraciones de la ceja, el párpado superior e inferior y de los ángulos exteriores del ojo que coincidan con las líneas de las arrugas o no muestren abertura alguna, probablemente se curarán por su cuenta después de una cuidadosa limpieza.

TRAUMATISMOS OCULARES

Inmediatamente después del accidente, debe aplicar hielo durante unos 15 minutos. Si el niño no lo acepta, puede aplicar compresas de agua fría.

Si el golpe ha sido importante, existe déficit visual o sospecha de lesiones intraoculares, consulte con un oftalmólogo.

CONTUSIONES EN LA CONJUNTIVA

Suelen ser aparatosas, pero no requieren tratamiento alguno. La sangre se acumula debajo de la conjuntiva y da lugar a un hematoma. En algunas ocasiones también puede haber hematoma en el párpado superior, que da al ojo un aspecto de anteojo.

LESIONES SIN LACERACIÓN EN LA CARA

Las características comunes de los golpes y otras lesiones en la cara que no rompen la piel son dolor, extrema sensibilidad y aparición de hematomas. Es necesario acudir al médico cuando existe un dolor intenso que se prolonga más de una hora después de haber recibido la lesión, o cuando existe una hinchazón exagerada o un impedimento de la función normal de partes de la cara.

❖ ❖ ❖

LESIONES EN LOS OÍDOS

Los oídos son un órgano vital de los sentidos. Por este motivo conviene consultar al médico sin demora. Como guía, acuda inmediatamente a un profesional en cualquiera de estos casos:

- El niño ha recibido un golpe en el oído y se queja de dolor agudo dentro del mismo.
- El oído sangra.
- Un niño del que se sospecha que se ha introducido en el oído un cuerpo extraño, como un lápiz, un palito, una aguja, una bolita de papel...
- Un niño que notifique la presencia de un cuerpo extraño en el oído, en particular si ya hay antecedentes de haberse introducido cuerpos extraños.
- Un niño que presente secreción de sangre o de pus en el oído.
- Un niño que padezca un dolor agudo en el oído y se queje con insistencia, aunque no haya una razón suficientemente evidente.

En caso de existir un objeto en el oído, no intente extraerlo usted mismo bajo ningún concepto.

Picaduras de insectos

Se suelen solucionar por su cuenta a pesar de causar una gran hinchazón.

Para aliviar al niño recurra a hielo o a la administración oral de un antihistamínico.

Pequeñas laceraciones

Las heridas superficiales de la zona del oído cicatrizan sin dejar apenas señal. Desinféctelas y dejen que sanen por su cuenta. Las heridas de mayor tamaño que deforman la oreja o atraviesan el cartílago deben ser curadas por un profesional.

Si existe una herida en el pabellón de la oreja, eleve la cabeza del niño y presione la herida con un apósito. Coloque un vendaje sobre el pabellón para continuar la presión sobre la herida.

Si la herida es importante, consulte con un especialista.

Infección en la perforación de orejas

Procure que el pendiente no quede demasiado apretado porque si existe una excesiva presión a ambos lados del lóbulo, puede producirse necrosis en la piel, por un insuficiente riego sanguíneo, e infección.

Afloje el pendiente, retírelo y desinfecte la zona. No vuelva a poner el pendiente hasta que esté curada la herida y, mientras tanto, coloque un hilo de coser, flojo pero anudado, para que no se cierre la perforación.

❖ ❖ ❖

LESIONES EN EL CUELLO

LESIONES POR TORCEDURA

Se producen cuando, a consecuencia de una caída, accidente de tráfico o prácticas deportivas (saltar de un trampolín), la cabeza padece una flexión forzosa, la barbilla choca contra el pecho y la parte cervical de la columna vertebral tiene que soportar una gran presión por el impacto.

El signo de alarma es que el niño presenta dificultad para mover una extremidad o siente entumecimiento o cosquilleo en cualquier parte del cuerpo, generalmente en el hombro o en el antebrazo. Pida ayuda médica inmediata y llame a una ambulancia.

No flexione el cuello o la columna del accidentado y no mueva al niño si no es absolutamente necesario. Si el niño está consciente, sujete la cabeza entre sus manos y manténgala bien recta. Para que quede mejor apoyada, puede colocar mantas enrolladas alrededor de la cabeza, cuello y hombros del accidentado.

Si se presenta alguna alteración de la respiración puede ser necesario reanimar al niño.

GOLPES EN LA LARINGE

A veces, los niños sufren un traumatismo en la parte anterior del cuello y durante cierto tiempo se quejan de dificultades en el habla.

No debe preocuparse por la voz, ya que las cuerdas vocales están bien protegidas, pero sí debe vigilar que la inflamación no dificulte la respiración.

Observe que, pese a la dificultad, el niño puede aspirar e inspirar con cierta normalidad.

Si el niño que ha sufrido un golpe en la laringe extiende el cuello, respirará mejor.

También puede aplicar hielo en el punto en que ha sufrido el golpe e instalar al niño en una habitación donde pueda respirar aire caliente y húmedo.

Si observa que el niño hace demasiado ruido al respirar, consulte con el médico.

Acuda urgentemente al médico si el paciente se muestra muy inquieto, si respira con dificultad notoria o si su tono de piel se oscurece.

TORTÍCOLIS

Se produce cuando uno de los largos y delgados músculos que unen la cabeza con el tronco sufre un espasmo o un esguince.

Es fácil que durante algunos juegos los niños, sin prácticamente darse cuenta, realicen un mal gesto algo brusco que les ocasione esta lesión.

Si se ha producido una lesión, aplique hielo primero y calor después, y administre una dosis de aspirina adecuada a la edad del niño cada cuatro horas.

Si no se ha producido ningún golpe, aplique calor. El uso de una almohadilla eléctrica o las duchas muy calientes y vigorosas en niños mayores serán un gran alivio. Administre también aspirina.

Al cabo de pocos días, la tortícolis habrá mejorado considerablemente.

❖ ❖ ❖

LESIONES EN EL ABDOMEN

En el abdomen hay varias partes delicadas que pueden sufrir traumatismos graves. De todas formas, la mayor parte de los golpes en esta zona pueden ser muy dolorosos, aunque sin consecuencias graves.

GOLPES EN EL CENTRO DEL ABDOMEN

Si el niño sufre un golpe en el centro del abdomen, en el plexo solar (un punto de reunión de nervios que son distribuidos hacia los diversos órganos del abdomen), puede haber una serie de reacciones viscerales muy espectaculares.

Se siente dolor inmediato, generalmente un reflejo que dobla al lesionado, y después un rápido estado de *shock*. La víctima presenta palidez y sudor, puede vomitar o hacerse cacas. Además, ofrece un cuadro de debilitamiento general.

Pasados unos momentos francamente desagradables, el paciente mejora rápidamente y ahí termina todo.

Golpes en la parte alta o baja del abdomen

Existe una zona particularmente problemática que es el triángulo que forman el hígado (arriba a la derecha), el bazo (arriba a la izquierda) y la vejiga (en la parte baja).

Todos estos órganos pueden sufrir lesiones graves e incluso rupturas o desgarros, aunque esto requiere un traumatismo muy grave, como una caída de bicicleta, un accidente de tráfico...

Traumatismo en el bazo

Generalmente produce ruptura y desgarro con hemorragia en la cavidad abdominal o peritoneal. Se producen dolores que irradian hacia el hombro izquierdo y *shock* que persiste.

Es necesaria ayuda profesional urgente. No dude: cuando se produzca un traumatismo en el cuadrante izquierdo superior, con dolor agudo o persistente o cualquiera de los síntomas explicados con anterioridad, existe un caso de urgencia.

Traumatismo en el hígado

Es menos probable que se produzca rotura, desgarro o hemorragia en el hígado. De todas formas, si sospecha que hay una lesión grave, lleve al niño a urgencias sin perder un minuto.

Traumatismo en la vejiga

Los niños retienen frecuentemente la orina porque están distraídos o demasiado ocupados. Por este motivo, la vejiga puede sufrir una distensión hasta el punto de perder la protección del hueso púbico.

Una caída o un golpe en la parte baja del abdomen cuando la vejiga está distendida puede causar su rotura.

Los síntomas son un dolor agudo en el centro de la parte baja del abdomen y presencia de sangre en la orina, aunque puede ser que el niño no orine durante varias horas. Es necesaria intervención quirúrgica. Pida ayuda inmediatamente.

LESIONES EN EL PECHO

El pecho aloja partes vitales del cuerpo humano que, si se lesionan, pueden amenazar la vida (corazón y pulmones). Para protegerlos, la naturaleza ha previsto una caja ósea alrededor del pecho.

En su gran mayoría, los niños no suelen lesionarse gravemente el pecho, aunque hay que estar preparado para cualquier emergencia.

HERIDAS PENETRANTES

Pueden producirse como resultado de la penetración de un objeto extraño en la pared del pecho (un cuchillo, un palo o el barrote de una reja) o, también, porque haya habido aplastamiento y una costilla rota penetre en el interior.

En caso de penetración de un objeto extraño en el pecho, durante la inspiración puede entrar aire desde el exterior en el espacio pleural (el espacio entre los pulmones y la pared del pecho).

La herida del pecho puede convertirse en una válvula de un solo sentido que permita al aire entrar con cada inspiración, pero sin dejarlo escapar con la espiración. El aire se concentrará en el espacio pleural, comprimiendo y colapsando el pulmón.

Si existe además una hemorragia en el espacio pleural, el problema puede empeorar.

Si se produce una herida en el pecho y el aire entra o sale precipitadamente de éste, no dude en tapar rápidamente el orificio. Puede usar un cuadrado de plástico, que asegurará con esparadrapo. Llame a una ambulancia o acuda al servicio de urgencias del hospital.

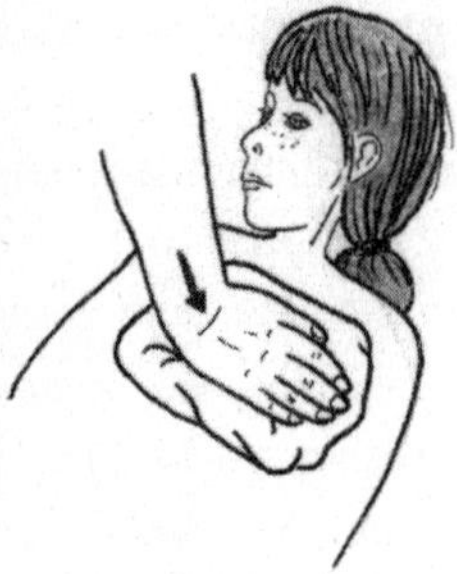

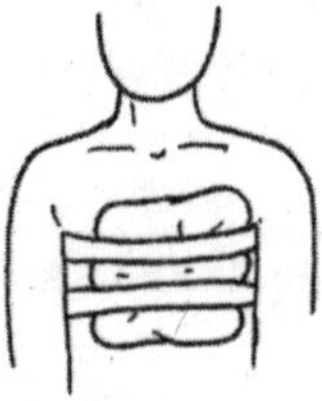

Si la lesión es por aplastamiento, una costilla rota puede perforar un vaso sanguíneo, que sangra en el espacio pleural, o astillarse y penetrar en el pulmón.

En este caso no habrá herida ruidosa en el pecho, pero apreciará una creciente dificultad en la respiración, tos incesante, respiraciones breves, rápidas y poco profundas, y un color de piel anómalo (ceniciento, oscuro o incluso azul). Debe pedir ayuda inmediatamente. Haga que el niño descanse con el hombro y la cabeza elevados hasta que llegue la ayuda.

Si el niño ha sufrido un fuerte golpe en el pecho pero no detecta ninguno de los síntomas descritos, manténgalo bajo vigilancia para ver cómo evoluciona. Normalmente, el dolor agudo cederá en unos pocos minutos.

COSTILLAS ROTAS SIN PENETRACIÓN

Constituye una lesión rara porque la caja torácica de los niños es muy flexible. Si el niño presenta una costilla rota o magullada, no tendrá dificultades para respirar, aunque preferirá no hacerlo demasiado profundamente porque le dolerá.

Obsérvelo durante un tiempo. Si la mejora continúa a lo largo de los minutos y, después, durante las horas siguientes, es posible que no necesite ni siquiera una radiografía para diagnosticar una fractura de costillas.

Si no hay un punto específico de sensibilidad en la caja torácica, la fractura es muy improbable.

LESIONES EN LA ESPALDA

Es muy difícil que un niño presente lesiones graves en la espalda, es decir, con una lesión potencial en la médula espinal capaz de causar parálisis.

Normalmente, los niños sufren esguinces o dislocaciones que mejoran con el tiempo, la aplicación de una almohadilla eléctrica o baños calientes y una aspirina.

No traslade al niño si no mueve extremidad alguna, ninguna de las dos piernas o ninguna de las dos extremidades del mismo lado. Sin embargo, normalmente, los niños pueden moverse para encontrarse más cómodos.

Si el niño presenta síntomas de tener una fractura en la columna y está consciente, colóquelo en una posición de recuperación apropiada para la lesión. Para ello necesitará ayuda.

Pida a otra persona que sujete la cabeza y el cuello del accidentado. Estire el brazo más cercano del niño hacia fuera (codo en flexión y palma de la mano hacia arriba). Estire el brazo más alejado a lo largo del pecho. Levante y flexione la pierna que esté más alejada.

Consiga mantener la cabeza y el tronco alineados, y procure girar con suavidad al niño estirándolo por la rodilla y manteniendo siempre su cabeza y tronco alineados.

Mantenga al niño de costado con la cabeza inclinada hacia atrás. Controle el pulso y el ritmo respiratorio por si tiene que practicar las técnicas de respiración.

TRAUMATISMO DEL RIÑÓN

Se puede producir si el niño se ha lesionado en la parte baja de la espalda, por encima de las nalgas y a un lado, nunca si el golpe ha sido en el centro.

Esta lesión suele mejorar la mayoría de las veces sin tratamiento específico, aunque es necesario establecer un diagnóstico y vigilar atentamente al accidentado.

Para actuar con total seguridad, si un niño padece una lesión en el sitio indicado y se queja de dolor y sensibilidad que persisten durante más de una hora, examine una muestra de orina pasado ese tiempo. Los riñones traumatizados suelen sangrar, por lo que la sangre teñirá la orina de un color rosado o incluso rojo.

Si esto sucede, avise al médico. En su mayoría, los riñones traumatizados se curan por sí mismos al cabo de unos días, pero el médico debe vigilar el proceso por si acaso.

CUERPOS EXTRAÑOS

Puede haber un cuerpo extraño en una herida, en un ojo, en la nariz o en el oído, quizá el niño se lo haya tragado...

Si un cuerpo extraño está clavado en una herida, no intente quitarlo a menos que salga fácilmente. Los ganchos grandes, como los anzuelos, deben ser extraídos por un médico para evitar desgarros.

No extraiga los cuerpos extraños de los oídos, déjelo mejor en manos de un profesional. No introduzca nada dentro del oído y cúbralo con un vendaje para evitar que el cuerpo extraño penetre aún más.

Ponga sobre la herida una compresa circular para evitar una presión directa sobre ella hasta llegar al centro hospitalario.

Haga un anillo con dos o tres vueltas de una venda estrecha y enrolle firmemente el extremo libre de la venda sobre el círculo formado hasta conseguir un anillo.

Coloque una gasa sobre la herida, aplique la compresa circular rodeando la herida y vende firmemente pero sin apretar en exceso.

Cuerpos extraños en el ojo

Suele tratarse de partículas de polvo, arena o carbón, pestañas..., que se adhieren a la córnea o al párpado, normalmente el superior, y causan molestias considerables.

Siente al niño de cara a la luz e incline su cabeza hacia atrás. Pídale que mire hacia arriba y abajo, y hacia la izquierda y la derecha, para que usted pueda examinar bien el ojo.

Cuando localice el cuerpo extraño, trate de extraerlo con un lavado ocular. Incline la cabeza del niño y derrame, muy lentamente, un poco de agua hervida y apenas tibia (o suero fisiológico) sobre el ángulo interno del ojo. Use un recipiente para recoger el agua que se derrame por la mejilla.

Si el cuerpo extraño está en el párpado superior, pida que el niño mire hacia abajo, estire el párpado asiéndolo por las pestañas hacia abajo y hacia fuera, y colóquelo sobre el párpado inferior para que las pestañas de éste lo eliminen. Si no sucede así, pida al niño que parpadee mientras irriga el ojo con agua.

No fuerce nunca la extracción ni intente sacarlo con la punta de algún objeto porque la maniobra es muy peligrosa y exige anestesia local. Mejor tape el ojo afectado con un apósito de gasa estéril y vaya al hospital.

Atragantamiento

Si hay una obstrucción parcial puede producirse dolor de garganta y tos, dificultad para hablar y ruidos al respirar.

Si la obstrucción es completa, el niño no puede respirar y, aunque intente hablar o llorar, no podrá articular sonido alguno. Al principio, el niño está pálido, pero luego adquiere un tono azulado. Si no se extrae el objeto, el niño pierde el conocimiento.

Si el niño tose y hay esfuerzos manifiestos para expulsar el cuerpo extraño, compruebe la eficacia de éstos. La mayoría de las veces es mejor no intervenir.

Cuando la tos es ineficaz y el niño tiene serias dificultades para respirar, abra la boca del niño para apreciar si hay algún cuerpo extraño. Si lo ve, extráigalo con el dedo índice procurando no introducir el objeto aún más.

PERCUSIÓN TORÁCICA DORSAL Y COMPRESIONES

- **Niños menores de un año.** Coloque el bebé estirado sobre su antebrazo con una pierna a cada lado, la cara hacia abajo y la cabeza más baja que el tronco. Apoye la cabeza y los hombros del bebé sobre su mano. Con la mano libre, y sin miedo, efectúe una serie de cuatro o cinco palmadas fuertes en la espalda, entre los omóplatos.

  Examine la boca del niño y retire cualquier objeto que vea. Si esto no ha dado resultado, dé la vuelta al bebé y sujételo con la cara hacia arriba. Procure que su cabeza quede más baja que el tronco y girada hacia un lado. Coloque dos dedos sobre el esternón y efectúe cuatro o cinco compresiones torácicas. Repítalo si es necesario.

- **Niños pequeños.** Siéntese y coloque al niño transversalmente sobre sus piernas, de modo que la cabeza cuelgue y quede situada por debajo del tronco. Sujete al niño con una mano y, con la otra, déle cuatro o cinco palmadas rápidas en la espalda.
  Si no da resultado, siéntese y coloque al niño sobre sus piernas mirando de frente. Coloque el puño de una mano sobre el abdomen, por debajo del esternón, y deje que el tronco del niño se incline hacia delante. Efectúe una opresión brusca hacia dentro y arriba. Repita esta maniobra.
- **Niños mayores.** Incline al niño hacia delante y déle cinco palmadas en la espalda. Si esta maniobra no da resultado, sitúese detrás del niño y coloque un brazo alrededor de su abdomen. Cierre la mano en forma de puño y colóquela en el centro del abdomen, entre el ombligo y el esternón. Agarre el puño con la otra mano y atraiga ambas manos hacia usted, presionando hacia arriba y hacia dentro. Repítalo si es necesario.

CUERPOS EXTRAÑOS INTRODUCIDOS POR VÍA ORAL

Es muy habitual en las primeras fases del desarrollo del niño, cuando tiende a llevarse a la boca todo lo que encuentra. El peligro está en tragar el cuerpo, ya que si es demasiado grande o tiene aristas, puede obstruir la faringe, provocar atragantamiento o quedar clavado en el esófago, en cuyo caso quizá se rompa y provoque su muerte. Entonces hay que operar rápidamente. Una vez pasado el esófago, no hay riesgo, aunque todavía puede provocar algún problema en el esfínter anal al expulsarse.

Si sospecha que su hijo ha tragado algún objeto, llévelo al médico. Déle a comer espárragos, ya que tienden a envolver los cuerpos extraños y evitar que causen daños.

Si un niño se atraganta con una partícula de alimento y después se le presenta un súbito jadeo o una tos persistente, quizá la partícula se haya alojado en sus pulmones. Acuda al médico inmediatamente.

CUERPOS EXTRAÑOS EN LA NARIZ

Es corriente, en los más pequeños, encontrar objetos extraños en la nariz: trozos de papel, pequeñas piezas de juguete, cuentas de collar, guisantes...

A veces son los niños los que explican qué ha pasado, pero el suceso suele pasar desapercibido un tiempo. Las pistas son hemorragias recurrentes, secreción nasal por una única fosa y un olor desagradable procedente de ésta.

Examine la fosa nasal con una luz potente. Si observa que puede extraer el objeto, pruebe con unas pinzas de punta roma. Intente cogerlo con las pinzas.

Es normal que salga un poco de sangre y moco semilíquido, pero si es tan abundante que le impide ver qué está haciendo, acuda a un profesional.

INTOXICACIONES

Son frecuentes entre los niños de uno a tres años. La mayoría de intoxicaciones son producidas por productos químicos de uso doméstico (36 %), medicamentos (33 %) y pesticidas (23 %). Suelen ocurrir en la cocina.

DIAGNÓSTICO

La mayoría de padres se dan cuenta porque encuentran a la vista frascos vacíos o los recipientes que contenían los medicamentos, aunque puede sospecharse una intoxicación si el niño tiene dificultad para andar y somnolencia, trastornos respiratorios, o vómitos y diarrea muy intensos.

TRATAR EL ENVENENAMIENTO

Si conoce el tóxico ingerido, administre los primeros auxilios indicados.

Haga que el niño vomite, excepto si se ha intoxicado con derivados del petróleo (gasolina, queroseno, benceno, sustancias oleosas y líquidos desengrasantes) o con productos cáusticos, como lejía o amoníaco. Tampoco provoque el vómito si el paciente está inconsciente o es menor de seis meses.

Para provocar el vómito, lo mejor es dar al niño una cucharada sopera de jarabe de ipecacuana. Si no lo tiene a mano, haga que beba agua caliente jabonosa. Una vez el niño haya vomitado, administre carbón activado con agua (cinco o seis cucharaditas en un vaso de agua).

Identifique el veneno y calcule la cantidad que haya podido ingerir el niño. Telefonee a un centro de información toxicológica (en España, 91.562.04.20) y pida ayuda médica inmediata.

Examine el frasco por si contiene instrucciones sobre un posible antídoto.

Intoxicación por cáusticos

Este tipo de intoxicación es muy grave. Existen quemaduras alrededor de la boca, labios y lengua; son lesiones blanquecinas que provocan sensación de escozor. También hay quemazón en la boca, faringe y estómago, además de desorientación, calambres y diarrea sanguinolenta.

No dé al niño absolutamente nada. Sólo enjuáguele la boca con agua para eliminar posibles restos del cáustico, y lleve al niño al hospital, junto con una muestra de lo que haya bebido para medir el grado de peligro.

Intoxicación por petróleo y derivados

Hay crisis de tos y gran palidez, somnolencia, torpor y problemas respiratorios. Puede haber coma.

Administre al niño uno o dos vasos de leche, aflójele las ropas y trate el estado de *shock* si se presenta.

Intoxicación por inhalación

Los ojos, nariz y garganta están irritados, hay tos y dolor de cabeza, la respiración es entrecortada y aparecen náuseas, mareos y convulsiones.

Lo primero es llevar al intoxicado al aire libre. Aflójele las ropas y trate el estado de *shock* si se produce.

Vigile la respiración del niño por si es necesario llevar a cabo la respiración artificial.

Ingestión de plantas tóxicas

Llame al centro de información toxicológica inmediatamente y vigile la respiración del niño por si es necesario practicar la respiración artificial.

Algunas plantas peligrosas por ingestión son las siguientes:

- **Tejo:** provoca náuseas, vómitos, vértigos y alteraciones cardiorrespiratorias, e incluso, en algunos casos, la muerte.

- **Cicuta:** produce ardor en la boca, náuseas, vómitos y diarrea, vértigos, convulsiones y parálisis de la musculatura de las extremidades inferiores.
- **Estramonio:** causa enrojecimiento de la cara, sequedad de las mucosas, aceleración del pulso, delirio y coma.
- **Hierba de san Cristóbal o cristobalina:** produce quemazón en boca y faringe, edema en labios y lengua, dolor de cabeza, vómitos, convulsiones y delirio.
- **Acebo:** provoca acción purgante, vómitos, diarrea, deshidratación y *shock.*

CONTACTO CON PLANTAS

Los síntomas usuales son prurito, habones, sarpullido, dolor de cabeza y fiebre.

En caso de reacción alérgica importante, pida ayuda médica inmediata. Despoje al afectado de todas las ropas contaminadas y lave la zona con abundante agua y jabón. Aplique polvos de talco para disminuir el prurito.

PRINCIPALES TRASTORNOS INFANTILES

LA FIEBRE

Cada niño tiene sus costumbres y sus gustos. Una forma infalible de detectar que existe algún trastorno es un cambio brusco de sus costumbres: un niño que se queda dormido jugando en la playa sin que nunca lo haya hecho, o un bebé con apetito voraz que deja de comer una o dos tomas, indican que algo no funciona como debiera.

Si el niño se queja de que tiene mucho frío, aunque la temperatura sea normal, lo más seguro es que tenga fiebre.

SÍNTOMAS ESPECÍFICOS

Si un niño padece fiebre, lo primero es determinar los motivos. Si tiene la edad suficiente, podrá orientarlo sobre dónde le duele. Vómitos y diarrea apuntan hacia el sistema gastrointestinal; tos, dolor en el pecho, jadeo u obstrucción nasal indican el aparato respiratorio, etc.

Los síntomas de tipo gripal, como fiebre, dolor en las articulaciones, secreción nasal, garganta irritada, estómago ligeramente descompuesto, cansancio, malestar, dolor de cabeza o cualquier combinación de varios de tales síntomas suelen denotar una infección vírica.

Todos estos síntomas responden a remedios clásicos como la aspirina, guardar cama y la ingestión de líquidos en abundancia. No utilice antibióticos porque no son útiles contra los virus; al contrario, podría empeorar la enfermedad.

TOMAR LA TEMPERATURA

El método rectal es rápido y preciso; el de la axila es menos fiable, sobre todo en los niños más pequeños o los más movidos; y el método oral suele carecer de todo valor para un chiquillo menor de ocho años.

La única diferencia entre los termómetros orales y los rectales reside en el bulbo. El termómetro oral tiene mayor área superficial que el rectal, cuyo bulbo es más corto y redondeado.

Después de emplearlos, pase los termómetros por un algodón empapado en alcohol.

Para tomar la temperatura rectal de un niño pequeño o uno mayor pero poco cooperativo, coloque al paciente boca abajo sobre una mesa o cama o en el regazo.

Inmovilícelo colocando la palma de la otra mano sobre la base de su espalda y apretando hacia abajo. No permita que se arrodille.

Con el pulgar y el índice de la misma mano ábrale las nalgas e inserte el termómetro con la mano libre.

Introduzca el termómetro de un tercio a una mitad, verá como el mercurio asciende con rapidez. Cuando se detenga, saque el termómetro.

CONVULSIONES

Las convulsiones febriles son corrientes, aunque esto no quiere decir que carezcan de importancia. Si se atienden debidamente, no presentan secuelas posteriores y el niño supera la tendencia a padecerlas en pocos años.

Cuanto menor sea la edad del niño y cuanto más elevada sea su temperatura, mayores son las posibilidades de que padezca convulsiones febriles.

Generalmente se presentan en los bebés o en los niños de corta edad, con fiebre muy alta que hace que se muestren visiblemente irritables o empiecen a temblar. De pronto, el cuerpo adquiere una mayor rigidez y los ojos se ponen en blanco. Cerrará los puños, flexionará codos y rodillas, las mandíbulas quedarán juntas y agarrotadas, babeará, retendrá el aliento y adquirirá una coloración levemente azulada. La convulsión suele ser breve, segundos o minutos, y puede haber emisión de orina o heces.

CÓMO ACTUAR

Si el niño tiene convulsiones, no se asuste y estire al niño en el suelo o en la cama. No lo sujete. Permita que el niño se mueva, pero vigile que no caiga o que no se golpee.

Póngale la cabeza de lado y un objeto romo (por ejemplo, el mango de un cepillo dental envuelto en un pañuelo) entre los dientes para impedir que se hiera la lengua, al mismo tiempo que se le facilita la respiración. Aflójele las ropas del cuello (camisa, bufanda, etc.).

Recuerde que, en ese momento, el niño se mueve de forma convulsiva, pero está inconsciente y no recordará nada de lo sucedido. Casi siempre, la convulsión febril cede por sí misma al cabo de un breve período. Después, el niño quedará relajado, como dormido, durante unos cuantos minutos o una hora. No intente despertarlo porque es inútil: se despertará solo y poco a poco.

Para bajar la temperatura del pequeño es necesario administrarle un supositorio de paracetamol, no abrigarlo y humedecerle la cara con una toalla mojada en agua fresca.

Existen tres variedades de supositorios de paracetamol:

- **«Para lactantes» (150 mg):** están destinados a niños que pesen menos de 15 kg.
- **«Infantiles» (300 mg):** para niños que pesen entre 15 y 30 kg.
- **«Adultos» (600 mg):** para toda persona que pese más de 30 kg.

En todos los casos de convulsiones, aunque éstas ya hayan pasado, es necesaria la inmediata visita al hospital.

AFECCIONES DE LA PIEL

La delicada piel de los niños es muy sensible a los detergentes potentes, el sol, el aire frío y seco...

La mayoría de las afecciones cutáneas de los niños son leves y responden enseguida al tratamiento.

LA PIEL EN LOS RECIÉN NACIDOS

Si se abriga demasiado a los neonatos, sus glándulas sudoríparas pueden obstruirse y presentar pequeñas manchas blancas en la cara y puntos rojos, sueltos o múltiples, en la cabeza, el cuello y los hombros.

Recuerde que los niños, cuando lloran, consumen mucha energía y que si están muy abrigados se acaloran con facilidad.

Las señales de nacimiento pueden ser de todos los tamaños, formas y colores. La mayoría de ellas desaparecerán: las lisas y rosadas, en los párpados superiores, la parte baja de la frente y la nuca; las grandes, lisas y azuladas, en la parte baja de la espalda... Permanecerán, en cambio, las pecas pardas y las zonas de color tostado ovaladas y bien delimitadas.

ERUPCIÓN DE LOS PAÑALES

Se produce por diversas causas o por una combinación de varias de ellas: niños con piel más delicada de lo normal, orina demasiado concentrada y con abundancia de urea (dermatitis amoniacal), o infección por hongos.

Si el niño está irritado, siga los siguientes consejos:

- Deje que su piel respire dejándolo sin pañal una hora por la mañana y otra por la tarde.
- Ponga al bebé pañales dobles durante el día y triples por la noche para que el pañal absorba la máxima humedad posible.
- Lave la zona en contacto con el pañal con agua y jabón cada vez que cambie al niño.
- Utilice polvos para bebés y una pomada refrescante alternadamente en cada cambio.
- Administre al niño más líquido para evitar que la orina sea tan concentrada. Esto es primordial en caso de dermatitis amoniacal.

Si lava usted mismo los pañales, agregue media taza de vinagre blanco al efectuar el último enjuague. El vinagre retrasa la conversión de urea en amoníaco libre. Si no consigue resultados, consulte con su médico. Si ha tomado todas estas medidas para eliminar la dermatitis y existe una erupción en forma de granitos de color rojo violáceo en un área bien delimitada, pueden existir hongos; consulte con el pediatra.

Una vez recuperada la piel del niño, utilice un aceite hidratante para la diaria protección de la zona del pañal. El aceite de cocina, crudo, también es útil.

ERUPCIONES INFANTILES

Son un grupo de puntos o vesículas o una zona de piel enrojecida e inflamada que puede causar picor o fiebre. Puede ser local o generalizada.

Las erupciones y el picor son característicos de algunas enfermedades infantiles como la varicela o el sarampión, pero otras erupciones indican una afección que atañe únicamente a la piel.

DERMATITIS DE CONTACTO

Alguna sustancias pueden causar erupciones o escoceduras al entrar en contacto con la piel del niño, ya sea por un efecto tóxico directo de la sustancia o por una respuesta alérgica. Entre las causas más comunes se hallan los detergentes y algunas plantas, como la hiedra venenosa.

El zumaque causa muchas erupciones cutáneas. La zona afectada presenta granitos y ampollas distribuidos al azar por la piel en los puntos en que se ha realizado el contacto.

Lave la zona afectada y use una loción de calamina o una crema antiinflamtoria para aliviar los síntomas.

Si se forman ampollas (entre los dedos de las manos y los pies), lávelas a fondo, pínchelas con una aguja esterilizada y aplique una pomada antibiótica. Vende con una tira de gasa estéril.

ECCEMA

Es una erupción causada habitualmente por una alergia. Se caracteriza por picor, enrojecimiento y descamación.

En los niños más pequeños, el eccema tiende a presentarse en las mejillas en forma de erupción roja, brillante, sin relieve y formando manchas. Aparece en una mejilla o en ambas, y de un día a otro puede cambiar de forma, color y tamaño.

Otras ubicaciones comunes son detrás de las orejas, alrededor del ombligo, en la zona de los pañales...

El eccema leve que no rezuma y no parece molestar al niño puede tratarse manteniéndolo limpio y aplicando una pomada suavizante. Mantenga la piel siempre bien hidratada con cremas hidratantes y añada aceites esenciales al agua del baño

Un eccema más persistente y molesto es el que suele aparecer en niños mayores en la parte anterior del codo y detrás de la rodilla. Requiere la intervención del médico.

Mantenga la zona muy limpia y, puesto que el niño tiende a rascarse, mantenga las uñas también limpias y cortadas de forma redondeada.

No le diga al niño continuamente que deje de rascarse y reserve la orden para cuando muestre demasiada insistencia. Tampoco abrigue demasiado al niño en invierno y no use lana.

Siga al pie de la letra las instrucciones del médico en lo que se refiere a medicamentos. No experimente por su cuenta.

Dermatitis seborreica

Es una erupción roja, descamativa y urente que se desarrolla en la cara, sobre todo en la nariz, cejas, cuero cabelludo, tórax y espalda.

Los médicos tratan este trastorno con cremas a base de corticoides o medicamentos que ataquen a virus, bacterias o parásitos, dependiendo de la causa. Use crema hidratante o aceites para aliviar esta afección.

La caspa es una forma leve de dermatitis seborreica; use entones un champú anticaspa.

Sabañones

Son unas inflamaciones dolorosas de color rojo o amoratado, causadas por el frío intenso, que aparecen sobre todo en los dedos de las manos, los pies y la nariz.

Para prevenirlos, abrigue al niño con prendas de lana, zapatos confortables, bufanda, calcetines de abrigo y guantes.

Los sabañones se curan por sí solos en pocas semanas siempre y cuando abrigue al niño convenientemente.

El frío, combinado con la falta de humedad, también puede resecar la piel y agrietarla, causando picor. Las zonas más propensas son los labios, las manos y la cara.

Use crema hidratante frecuentemente para evitarlo.

URTICARIA

Constituye una afección cutánea bastante común consistente en unas manchas rojizas que hacen un poco de relieve sobre la piel y que causan picor.

La urticaria es una reacción alérgica causada por un alimento, una planta, una ropa, un perfume, por insectos o virus, polen, etc.

Es tan difícil determinar la causa exacta, que no vale la pena buscarla si se trata de la primera o segunda vez que el niño la padece. Si es reiterativa, hable con el pediatra.

Para aliviar el picor, use lociones a base de calamina o antihistamínicos.

PSORIASIS

Se caracteriza por zonas de la piel que se engrosan, se hinchan, se enrojecen y se cubren de escamas.

Suele presentarse en codos, rodillas o cuero cabelludo, aunque también puede afectar a todo el cuerpo. Es una enfermedad cuya predisposición puede transmitirse de padres a hijos. Requiere largo tratamiento, aunque el enfermo puede estar sin lesiones durante meses. Existen champús y lociones especiales para combatir la psoriasis. En todo caso, deberá evitarse el exceso de sol.

QUEMADURAS SOLARES

Lo mejor es prevenirlas. Proteja al niño con prendas ligeras, un sombrero y una crema con factor de protección alto. Evite que el niño permanezca al sol entre las 11 y las 15 horas.

La sobreexposición a los rayos ultravioletas del sol hace que la piel se ponga roja, caliente e irritada. Si se han producido quemaduras leves, trátelas pasando muy suavemente una esponja empapada en agua templada.

Una mayor exposición produce inflamación y quemaduras, ampollas y caída de la epidermis por desintegración. Los casos más graves requieren la intervención del médico.

Tienen un efecto refrescante las lociones a base de calamina o áloe vera con mentol, fenol o alcanfor.

No pinche las ampollas y dé al niño abundante agua para prevenir la deshidratación.

Si la piel está quemada o se cae, no deje que el niño se ponga al sol hasta que se haya curado completamente.

IMPÉTIGO

Es una infección bacteriana que aparece alrededor de la nariz, la boca y otras partes de la piel. Se caracteriza por la aparición de puntos rojos que se abren formando una zona supurante cubierta por una costra color miel. La enfermedad es contagiosa de niño a niño y de unas zonas de la piel hacia otras.

Esta infección se resuelve con facilidad con empleo de antibióticos, pero se precisa una visita al médico para que prescriba el tratamiento más adecuado.

El impétigo forma costras que deben eliminarse porque las bacterias viven debajo de ellas. Haga que el niño tome baños de media hora, dos veces al día, en agua tibia y jabonosa; friéguele la piel con suavidad. Aplique una pomada antibiótica. Las costras se eliminarán en uno o dos días.

Evite que el niño tenga contacto físico con otros niños hasta que la infección esté curada.

El impétigo es más común en los meses estivales. Para prevenirlo, procure friccionar al niño de vez en cuando con una toalla de baño, use jabón y champú a pesar de que el niño se bañe en la piscina o en la playa muy a menudo, y haga una buena limpieza de uñas.

PIE DE ATLETA

Es una infección causada por un hongo que se localiza en la piel, entre los dedos de los pies. Primero, la piel se enrojece y se descama, causando picor, y con posterioridad, se agrieta y supura ligeramente. Es más frecuente en la época estival.

Haga que el niño se lave los pies dos veces al día y se los seque bien. Aplique una pomada fungicida. El niño debe llevar calcetines o medias de algodón y mantener los pies frescos.

Si el niño tiene que acudir a piscinas públicas, haga que use chanclas de goma para impedir el contagio.

BOQUERAS

Constituye una infección del virus del herpes simple. Se inicia en forma de pequeñas ampollas irritadas en los labios o alrededor de la boca, que se abren en uno o dos días y empiezan a formar una costra.

Suele curarse en una semana. Aparece después de una enfermedad o tras la exposición a los rayos del sol o a un viento frío.

VERRUGAS

Son infecciones víricas y no ofrecen riesgo alguno. Muchos niños tienen verrugas en las manos y en los pies al mismo tiempo.

A veces puede ser necesario que un dermatólogo las extraiga, sobre todo las que se localizan en la planta de los pies, ya que pueden ser muy dolorosas, pero generalmente puede recurrirse a un remedio casero: use un ungüento que contenga un 5 % de ácido salicílico y piedra pómez.

Aplique el ungüento por la noche, vendando la zona para evitar que el niño la toque, y lime con piedra pómez por la mañana.

Piojos

Son unos insectos minúsculos que infestan el cuero cabelludo. Sospeche si su hijo se rasca insistentemente la cabeza. Si la examina atentamente, verá unos pequeños huevos blancos (liendres) que se fijan en el cabello, cerca de la raíz.

Lave la cabeza del niño con un champú especial y trate al resto de miembros de la familia al mismo tiempo para impedir contagios.

Lave los peines y cepillos con agua muy caliente para matar los huevos adheridos y cuide la limpieza de las sábanas y las toallas; lávelas con agua bien caliente y expóngalas largo rato al sol.

Lave de forma preventiva la cabeza del niño con un champú especial si está en unas colonias de verano o si se han detectado en la escuela casos de piojos.

Los piojos también pueden ubicarse en cejas y pestañas (la mejor solución es quitarlos uno a uno con una pinza de cejas) y, en los adolescentes, en el pelo de las axilas o pubis (debe afeitarse la zona afectada).

ENFERMEDADES INFECCIOSAS

Virus, bacterias u hongos invaden el cuerpo del niño y, como su sistema inmunológico no ha acumulado suficiente resistencia, provocan diversas enfermedades.

Las vacunas protegen a los niños contra varias infecciones infantiles graves, aunque hay otras infecciones que los niños suelen sufrir.

Los virus causan la mayoría de las infecciones infantiles comunes, que suelen contagiarse rápidamente de un niño a otro.

VARICELA

Es una enfermedad infecciosa muy contagiosa. Si se produce exposición a la misma, el niño desarrollará con toda probabilidad la enfermedad. Tome nota de un caso que se presente en la escuela, anote la fecha en la que tuvo lugar el contacto y espere que, al cabo de unas dos semanas, pueda aparecer la enfermedad.

Si un niño padece varicela, mantenga a sus hermanos tan alejados como sea posible. Todos pasarán la varicela si no la han padecido antes, pero cuanto más alejados los mantenga, más leves serán sus casos.

Los niños pueden contagiar la enfermedad desde un día antes de la aparición de los granitos hasta que desaparece la última de las costras. La erupción aparece en forma de puntos rojos semejantes a granos, de unos 3 mm de diámetro, que enseguida se convierten en diminutas ampollas que pican mucho. Al cabo de uno o dos días se convierten en costras que irán desprendiéndose.

Las erupciones suelen aparecer en el tronco, pero también en el cráneo, la cara y los genitales, e incluso pueden darse en la boca, la garganta y los oídos.

Para evitar que el niño se rasque, alivie los picores con preparados a base de calamina o una pasta a base de almidón de maíz o bicarbonato de sosa.

Los baños del niño deben ser breves para favorecer el secado de las lesiones. Séquelo apenas apoyando la toalla sobre la piel y no le coloque cremas.

Si el pequeño tiene más de 38 ºC de fiebre, adminístrele paracetamol o ibuprofeno, pero no aspirina.

Si al niño le escuecen los ojos, la boca, los oídos o los genitales puede calmar el picor con antihistamínicos.

Corte las uñas de forma redondeada para evitar que se haga daño al rascarse.

Consulte al doctor si la fiebre es superior a 39 ºC, el niño tiene tos persistente y dolorosa, mucho dolor de cabeza, falta total de sueño o un sueño excesivo, vómitos persistentes, o aparecen hematomas en la piel sin causa aparente.

Escarlatina

Es una infección estrepcocócica de la garganta, acompañada de erupción. Se produce con frecuencia cuando el niño ha presentado una infección de la garganta y no ha sido tratado.

La enfermedad empieza con fiebre, vómitos y dolor de cabeza, seguidos de una erupción que se localiza primero en el cuello y luego se extiende al tronco. Esta erupción se concentra en mejillas, pecho, ingles y abdomen.

La erupción consiste en puntos rojos del tamaño de una cabeza de alfiler, muy numerosos, que dan a la piel la apariencia de una coloración escarlata y áspera.

Se contagia de una persona a otra con las gotas de saliva que se expelen con los estornudos o la tos.

La escarlatina requiere un diagnóstico preciso y la administración de antibióticos adecuados. De esta forma, la recuperación es rápida y se evita el riesgo de que aparezca fiebre reumática.

La fase aguda dura de 10 días a tres semanas. Después de ésta se produce frecuentemente la descamación de la piel en la palma de la mano y la planta de los pies, e incluso en otras zonas.

Sarampión

Es causado por un virus muy contagioso y empieza con los síntomas de un resfriado común (tos, fiebre, destilación nasal, enrojecimiento de los ojos). Si mira en el interior de la boca del niño, en las mejillas, verá probablemente manchas blancas que se asemejan a granos de sal. Actualmente existen vacunas para evitar su contagio.

El período de incubación es de unos 10 días. Pasados éstos, aparecen síntomas de resfriado y, al cabo de tres o cuatro días, una erupción en forma de ronchas que empiezan en la cara y se extienden por todo el cuerpo. La erupción empieza a desaparecer al cabo de tres días.

No existe tratamiento específico para el sarampión, aparte de las medidas generales para que el niño se sienta lo más cómodo posible. Reduzca la temperatura administrando aspirina y bañando al niño con una esponja empapada en agua fría.

Mantenga la habitación en penumbra para evitar que la luz dañe los ojos, que se hallan muy sensibles, y procure que beba abundante líquido, aunque sea sorbo a sorbo.

Si le molestan mucho los ojos, pida al médico que le recete un colirio.

A veces pueden presentarse complicaciones graves como neumonía, infecciones de los oídos y encefalitis. No vacile en llamar al médico.

RUBÉOLA

Es una enfermedad totalmente benigna en los niños que, sin embargo, puede ser muy problemática en las mujeres embarazadas al causar anomalías en el desarrollo del feto.

Después de un período de incubación de dos o tres semanas, aparece una erupción leve, sobre todo en el tronco.

Es característica de esta enfermedad la inflamación de los ganglios linfáticos del cuello y detrás de las orejas, así como algo de fiebre.

RUBÉOLA INFANTIL

Es una infección benigna que normalmente afecta a niños menores de dos años. Su inicio se caracteriza por una fiebre súbita y elevada (de 39 a 40 ºC), sin ningún otro síntoma, por lo que puede ser, en principio, difícil de diagnosticar.

La fiebre dura dos o tres días. Finalizado este período, la temperatura vuelve a ser normal o incluso baja (36 ºC) y el niño se muestra inquieto e irritable. Finalmente aparece una erupción roja, parecida a la del sarampión, en la cara y en el tronco, que empieza a manifestarse en la zona bajo las orejas.

Hay poco que hacer, aunque puede dar al niño aspirina para bajar la fiebre y aliviar su malestar. El niño se recupera en tres días. Mantenga alejados a los demás niños.

ERITEMA INFECCIOSO

Infección leve causada por un virus recientemente descubierto. El niño afectado presenta fiebre moderada y una densa erupción roja en las mejillas, como si éstas hubieran sido abofeteadas, que se extiende al resto del cuerpo.

La erupción desaparece en una semana o 10 días, y no es necesario tratamiento específico.

Paperas

Es una infección vírica muy contagiosa que causa inflamación e hipersensibilidad de las glándulas salivales, que se encuentran debajo de las orejas. El ángulo de la mandíbula parece desaparecer debido a esta inflamación.

Causa fiebre y el niño puede quejarse de dolor de oídos y dificultad para tragar. Si el niño contrae las paperas después de la pubertad, los testículos pueden inflamarse y provocar esterilidad.

No existe tratamiento específico para las paperas.

Meningitis

Es una inflamación de las meninges, unas membranas que rodean la médula espinal y llegan hasta la cabeza. Se caracteriza por fiebre, irritabilidad, somnolencia, vómitos y rigidez de cuello. El enfermo debe ser hospitalizado inmediatamente, ya que la mejor arma para combatirla es la rapidez.

Los primeros síntomas pueden ser dolor de cabeza, un poco de fiebre y algún mareo. Para diagnosticarla en casa y diferenciarla de un dolor de cabeza o cualquier otro trastorno es importante prestar atención a la rigidez del cuello. El niño afectado no podrá apoyar la barbilla en el pecho.

Los síntomas más evidentes de la enfermedad son fuerte malestar, fotofobia, mareos, vómitos, rigidez de cuello, dolor de cabeza agudo y, en algunos casos, sarpullido de unas pocas manchas color vino tinto y el tamaño de una cabeza de alfiler (petequias).

Existen dos tipos principales de meningitis:

- **Meningitis vírica.** Es la más común y la que reviste una menor gravedad.
- **Meningitis bacteriana.** Es más grave y requiere tratamiento urgente con antibióticos por vía intravenosa. Sus síntomas se desarrollan rápidamente en pocas horas. La forma más grave afecta a los bebés, particularmente durante el primer año de vida. Actualmente existen vacunas contra ciertas formas de meningitis bacteriana, pero no contra todas.

La meningitis puede causar pérdida permanente de la capacidad auditiva, lesiones cerebrales e incluso la muerte.

FIEBRE REUMÁTICA

Comienza en la infancia y puede dejar secuelas para la vida adulta. Son más propensos los niños de entre 5 y 15 años. La fiebre reumática suele aparecer con una infección de garganta causada por un estreptococo.

La infección dispara una reacción autoimnune, es decir, el sistema inmunológico es estimulado para atacar sus propios tejidos.

Como resultado, la temperatura corporal se eleva y las articulaciones duelen y se hinchan. Normalmente existe malestar general y fatiga, el niño pierde el apetito y puede aparecer una erupción circular y roja en el cuerpo, brazos y piernas.

Si el niño ha contraído una infección de garganta y se queja posteriormente de que le duelen las articulaciones, consulte con el médico para descartar la fiebre reumática.

OTRAS ENFERMEDADES VÍRICAS

La mayoría de los virus menos conocidos causan irritaciones de la garganta y fiebre. Llame al médico para que descarte una infección estreptocócica que pueda ocasionar complicaciones como fiebre reumática o nefritis.

Existen otros virus menos conocidos que pueden causar enfermedades eruptivas. La erupción suele durar pocos días y son trastornos leves que no requieren un tratamiento específico.

RESFRIADOS Y TOS

RESFRIADO

Suele empezar con peso en la nariz, sensibilidad en los oídos, sequedad y ardor de la mucosa interna de la nariz y garganta, cabeza pesada... Una infección puede extenderse fácilmente a todos los conductos que unen la nariz, los senos frontales, la boca, la garganta, los pulmones y los oídos.

Es fácil que los resfriados se contagien de unos miembros a otros de la familia ya que una persona infectada puede transmitir la enfermedad algunos días antes de que los primeros síntomas aparezcan.

Es normal que el niño se resfríe frecuentemente en los primeros dos años de vida. En esta época puede llegar a padecer entre 8 y 12 resfriados al año. Cuando se hacen mayores tienden a enfermar menos, ya que se han inmunizado contra algunos virus.

Dé al niño líquido abundante y la dosis de aspirina adecuada a su edad para bajar la fiebre. Los síntomas del resfriado desaparecen por sí solos al cabo de unos días y, aunque no existe un tratamiento específico si se trata de un niño ya mayor, puede darle alguna infusión para aliviarlo, como agrimonia o barba de capuchino:

- **Agrimonia.** Vierta en una taza de agua hirviendo 20 g de hierba troceada y deje en reposo durante 10 minutos. Dé al niño una taza dos veces al día.
- **Barba de capuchino.** Vierta en medio litro de agua 20 g de liquen fresco o seco durante tres minutos. Deje reposar durante 10 minutos. La dosis es de una taza dos veces al día.

Avise al médico inmediatamente si el niño tiene 38,5 ºC de temperatura, respiración sibilante, dolor de oídos persistente, dolor de garganta intenso, dolor de cabeza agudo, rigidez del cuello, letargia, irritabilidad o no mejora en tres días.

No dé al niño antibióticos porque, como los resfriados son causados por un virus, no tendrían efecto.

Tos

Es síntoma de muchas enfermedades del pecho y de las vías respiratorias. Sin embargo, además de atajar la verdadera causa de la molestia, es conveniente aliviar ésta.

La inflamación de las vías respiratorias da lugar a una acumulación de mocos que el organismo intenta eliminar mediante la tos. Para ayudar al niño a librarse de los mocos déle abundante líquido. Cuando las toses son secas y agudas, suelen revelar que algo irrita el árbol respiratorio, mientras que las toses blandas y líquidas indican la producción de mucosidades.

Pueden ser útiles un par de infusiones:

- **Infusión de anís.** Aplaste ligeramente 20 g de semillas de anís y vierta encima una taza de agua hirviendo. Tape y deje en reposo durante 15 minutos. Haga que el niño tome una taza caliente tres veces al día.
- **Decocción de regaliz.** Hierva 30 g de raíz troceada en una taza de agua durante un minuto y deje reposar durante 10 minutos. Haga que el niño tome una taza dos veces al día.

Estas infusiones no son apropiadas para niños menores de dos años.

INFECCIONES DE BOCA, NARIZ Y GARGANTA

DOLOR DE GARGANTA

La causa exacta del dolor de garganta puede establecerse cuando aparecen otros síntomas ya que hay muchas causas posibles; puede deberse a un virus y ser el inicio de un resfriado o una gripe, o también puede ser síntoma de la rubéola.

En muchos casos, si no aparecen otros síntomas, el dolor de garganta suele indicar una infección de la faringe. La faringitis se caracteriza por ardor y enrojecimiento de la boca, sensación de sequedad, dolor al tragar e hinchazón de la membrana mucosa. También puede haber tos a veces.

Dé al niño aspirina y líquidos abundantes. Si el niño es mayor de dos años, puede hacer que tome vahos de eucalipto. Calcule 10 g de la planta por litro.

Si la infección no desaparece en un par de días, llame al médico para que examine al niño y se asegure de que no sufre una inflamación estreptocócica de la garganta, que es una infección muy distinta.

Infección de las amígdalas

La infección bacteriana de las amígdalas (amigdalitis) produce un dolor agudo de garganta, placas de pus en las amígdalas, inflamación de los ganglios linfáticos del cuello y fiebre.

Lleve al niño al médico, quien quizás prescriba antibióticos para combatir la infección.

Las pastillas para la garganta alivian el dolor. Si el niño tiene fiebre, déle aspirina.

Senos paranasales infectados

La infección de las cavidades óseas que rodean los ojos y la nariz, los senos paranasales, se conoce como sinusitis. La sinusitis rara vez afecta a niños menores de tres o cuatro años.

Sus síntomas son dolor, fiebre y descarga nasal. La sinusitis persistente puede tratarse con antibióticos; consulte con el médico.

Inflamación de adenoides (vegetaciones)

Los adenoides son masas de tejido en la parte posterior de la nariz y de la garganta, que se inflaman cuando se infectan. Los niños afectados tienen la nariz obstruida, por lo que tienden a respirar por la boca y roncan cuando duermen.

Si los adenoides del niño se infectan con frecuencia y causan sinusitis a menudo, infecciones repetidas del oído medio y el niño tiene dificultades para dormir, es probable que el médico recomiende su extirpación.

❖ ❖ ❖

PROBLEMAS RESPIRATORIOS

ASMA

El asma se caracteriza por ataques de respiración sibilante, presión en el pecho y ahogo. Durante un ataque de asma, las fibras musculares que rodean las vías respiratorias del niño se constriñen y las células de las mucosas de estas vías se inflaman y segregan mocos, estrechando el paso del aire.

El asma suele ser de predisposición hereditaria y en muchas ocasiones es causada por una alergia.

Es una afección grave que debe ser controlada por el médico, quien prescribirá los medicamentos adecuados, normalmente con un inhalador, ya que su acción es más rápida.

Para prevenir los ataques de asma debe limitar la exposición del niño a los factores desencadenantes.

Limpie la casa y pase el aspirador muy a menudo para combatir los ácaros del polvo doméstico, ventile bien las habitaciones y utilice almohadas de fibra doméstica; no permita fumar en casa e impida la entrada de animales domésticos.

Alergias

En niños sensibles a ellas, la inhalación de sustancias que no causan ningún problema a la mayoría de personas, tales como polen, la caspa de los animales domésticos y el polvo, pueden causar una reacción alérgica consistente en estornudos, ojos llorosos y destilación nasal.

El médico debe evaluar si es necesario algún medicamento para combatir la alergia y aerosoles nasales para aliviar los síntomas.

Los niños también suelen ser alérgicos a alimentos o medicinas tomados por la boca. Los más comunes son el marisco, los tomates, las fresas y los melocotones, así como fármacos como la penicilina o las sulfamidas. Las manifestaciones van desde hinchazón de los labios, dolores abdominales, vómitos y diarrea hasta urticaria, destilación nasal y *shock*. También pueden presentarse alergias a través de la piel a sustancias como la lana, fibras sintéticas de la ropa, ciertos metales, etc.

Crup

Se aplica a varias enfermedades infantiles. El denominador común es una tos seca y penetrante, unida a una dificultad respiratoria a causa de la obstrucción del paso del aire.

El crup moderado no es peligroso, pero si la inflamación de los tejidos de la laringe es considerable, puede obstruirse ésta.

Los niños con crup agudo deben permanecer en observación en un hospital, donde se les puede administrar un tratamiento con fármacos y oxígeno humidificado.

El crup agudo o «crup de medianoche» es una enfermedad que suele presentarse casi siempre en invierno y afecta más a niños de entre dos y cuatro años. Los síntomas iniciales son destilación nasal ligera y un cambio de la voz similar al que se produce al comienzo de una laringitis. Sin embargo, el niño no parece estar enfermo y suele cenar con buen apetito.

La tos característica suele presentarse alrededor de la medianoche. Entre tos y tos, el niño tiene dificultad para respirar. Otros síntomas son destilación nasal por las fosas nasales y fiebre discreta. Conserve la calma para tranquilizar y reconfortar al niño: una de las experiencias más aterradoras para un ser humano es tener problemas para respirar.

DOLORES ABDOMINALES

El dolor abdominal es síntoma de muchas enfermedades comunes de la infancia, incluidas algunas sin origen en el aparato digestivo, tales como sarampión o neumonía.

Si los dolores abdominales son frecuentes pueden deberse a la ansiedad o al estrés. Un dolor abdominal aislado puede estar relacionado con la ingestión excesiva de alimentos.

Un estómago alterado se curará dejando pasar el tiempo. Mientras el niño padece las consecuencias del atracón, debe abstenerse de tomar alimento, aunque sí debe consumir líquidos.

Para asentar el estómago puede dar al niño una infusión de menta piperita. Vierta una taza de agua hirviendo sobre 15 g de hojas. Tape, deje en reposo durante 10 minutos y dé al niño una taza dos o tres veces al día.

Llame al médico inmediatamente cuando un dolor abdominal intenso dure más de tres horas. Puede tratarse de una apendicitis, una gastroenteritis o una obstrucción intestinal.

Llame también al médico si los vómitos son sanguinolentos, duran más de seis horas o se acompañan de muchos episodios de diarrea.

Gastroenteritis

A veces, un simple dolor de barriga puede convertirse en una infección gastrointestinal. La gastroenteritis puede definirse como una inflamación del estómago y del intestino.

En general, el tramo gastrointestinal superior rechaza los alimentos mediante el vómito, y el inferior, mediante la diarrea.

Si la gastroenteritis infantil la causa un virus, es breve (algunas veces puede durar una o dos semanas) y se trata fácilmente en casa, pero si el causante es una bacteria (*Salmonella*, *Shigella*), presenta síntomas más graves y requiere ayuda médica.

Llame al médico ante cualquier gastroenteritis ya que usted no podrá apreciar fácilmente la diferencia entre ambos tipos.

Lombrices intestinales

Hay dos síntomas que deben hacerle sospechar la presencia de lombrices intestinales:

- El niño se queja de dolores abdominales.
- El niño se rasca el ano por la noche.

Si el niño ya ha tenido lombrices y se queja de dolores abdominales, lo más probable es que vuelva a padecerlas.

El médico recomendará un vermífugo que eliminará el parásito con una sola dosis en la mayoría de casos. Consulte al médico la posibilidad de tratar a los demás hermanos.

APENDICITIS

La apendicitis es frecuentemente una enfermedad de la preadolescencia y suele darse más en los varones, aunque también en adultos jóvenes de ambos sexos.

Suele comenzar como un dolor de barriga cualquiera, pero luego se ubica en el cuadrante inferior derecho del abdomen. Algunas veces, el niño puede tener un poco de fiebre, náuseas o vómitos, y otras veces, no. El niño no tiene hambre, no hace cacas y tiene tendencia a quedarse quieto y con las piernas encogidas.

En estos casos, no le dé ningún medicamento ni nada de comer o de beber. Lo mejor es llevarlo al hospital, pues la evolución de la apendicitis aguda es rápida: quizá necesite operación quirúrgica entre las 12 y las 24 horas de haber comenzado con el dolor de barriga.

OBSTRUCCIÓN INTESTINAL

Va asociada a vómitos y dolores en el abdomen y, a menudo, con una distensión abdominal. Los movimientos intestinales cesan.

Pronto resulta evidente que el niño está enfermo y que su estado empeora con rapidez. Debe llamar al médico sin perder tiempo.

DIARREA

Es tan común en los niños y bebés como el vómito y sus causas son variadas.

La diarrea acompaña con frecuencia a los trastornos gastrointestinales leves y a la gastroenteritis.

De todas formas, tenga en cuenta que hasta que madura el aparato intestinal de los bebés es perfectamente normal que hagan cacas varias veces al día en forma más bien suelta.

La aparición de los dientes es causa común de diarrea, que persistirá mientras las encías estén hinchadas y cesará cuando los dientes apunten al exterior.

Dé al niño abundantes líquidos (agua, limonada, infusiones con azúcar, caldo, suero oral) y deje que el aparato digestivo descanse un día o dos, pero llame al médico si sospecha que su hijo pierde más líquido del que ingiere.

Si hay dolores abdominales, puede calmarlos mediante compresas calientes de manzanilla. Vierta una taza de agua hirviendo sobre 5 g de manzanilla.

Empape una compresa con esta infusión y póngala sobre el vientre del niño, vigilando que no esté demasiado caliente.

También puede dar a los niños mayores una taza de infusión de agrimonia tres veces al día. Haga una infusión con 20 g de hojas o 30 g de flores por litro de agua.

MALABSORCIÓN

Si observa que el niño vomita después de consumir algún tipo de alimentos, quizá tenga problemas para absorber los nutrientes de alimentos específicos.

Los niños pueden tener intolerancia a la lactosa, un azúcar presente en la leche y en otros productos lácteos. En estos niños, las bacterias fermentan la lactosa sin digerir, provocando síntomas como cólicos intestinales, exceso de gases y diarreas. Entonces, es necesaria una dieta sin lactosa durante unas semanas.

En otros casos (enfermedad celíaca), el intestino puede ser sensible al gluten, presente en los cereales. Los niños con enfermedad celíaca pierden peso cuando sus padres introducen cereales en su dieta, ya que el gluten daña la mucosa intestinal del niño y dificulta la absorción de alimentos.

Estos niños suelen tener un aspecto característico: delgados pero con abdomen prominente, poco activos... Suelen aparecer más pálidos de lo normal debido a la anemia que provoca esta afección y parecen tristes.

El tratamiento con una dieta sin gluten produce una rápida mejoría.

DOLORES DE CABEZA

La inmensa mayoría de los dolores de cabeza se originan en la parte exterior del cráneo, ya que el tejido cerebral carece de fibras nerviosas sensoriales y no puede provocar dolor.

Las cefaleas constituyen un síntoma, más que una enfermedad, y pueden ser causadas por diversas circunstancias.

DOLOR DE CABEZA FEBRIL

Los niños de uno o dos años no son capaces de localizar el dolor de cabeza, excepto si se trata de una otitis, pero los niños a partir de cuatro años se quejan a menudo de dolor de cabeza en un proceso febril.

Con frecuencia, el dolor de cabeza precede en unas horas a la aparición de fiebre y es de carácter leve. En la mayoría de ocasiones basta con tomar una aspirina para que desaparezca.

Cefaleas de tensión muscular

La tensión muscular espasmódica de la nuca, el cuello y los hombros puede ocasionar dolores de cabeza.

La tensión en los exámenes o en cualquier tipo de actividad concentrada puede provocar tensión física que deriva en un dolor de cabeza.

Estos dolores de cabeza suelen ser frecuentes o, en todo caso, se repiten regularmente y dependen de las causas que los provocan en realidad (problemas en la escuela, alguna preocupación puntual...).

El tratamiento indicado es la aspirina y el reposo. Dé al niño la máxima dosis que pueda tomar según su edad y convénzalo para que se eche, preferiblemente a oscuras, en una habitación tranquila.

Si los dolores de cabeza se repiten, investigue qué preocupa al niño para tratar de evitarlo: ¿tiene algún problema en la escuela?, ¿hay un niño que lo está molestando?, ¿sigue demasiadas actividades extraescolares?, ¿tiene celos de su hermano?

Causas extracraneales

Si el niño padece dificultades visuales, puede desarrollar dolor de cabeza. Si los padres llevan gafas y el niño padece dolor de cabeza cabe sospechar que también necesitará corrección ocular.

Si el niño padece cualquier anomalía (alergia, mucosas nasales hinchadas, sinusitis, pólipos, septos desviados, amígdalas y adenoides hipertrofiados) que obstaculice el suministro de oxígeno a la sangre, puede sufrir dolor de cabeza. Los dolores de cabeza de este tipo parecen trasladarse a menudo de la cara a la frente y detrás de los ojos. Según el caso, puede ser necesario que el médico prescriba descongestionantes o antihistamínicos.

El niño con un leve dolor de muelas suele quejarse primero de la cabeza.

Migraña

Es una cefalea recurrente, intensa, unilateral y vascular (con pulsaciones dolorosas). Es más frecuente en niños con antecedentes familiares y se acompaña, en muchos casos, de náuseas, vómitos y sensibilidad a la luz.

Hoy día, existen nuevos medicamentos que pueden mejorar el curso de esta dolencia o, incluso, disminuir su frecuencia.

TRASTORNOS AUDITIVOS

DOLOR DE OÍDOS

Suele causar malestar general con gran nerviosismo, además de insomnio y fiebre elevada.

En la otitis externa, la infección se aloja en la piel del canal externo, llegando a veces hasta el tímpano. Suele ser propia de la zona estival y es más común en niños que practican natación de forma regular.

Un método sencillo para distinguir entre una infección del canal externo y del oído medio consiste en sacudir la oreja. Las infecciones del canal externo se caracterizan por hinchazones de la piel a lo largo de la mayor parte de dicho canal, por lo que al mover la oreja, duele intensamente. Por el contrario, las infecciones del oído medio se limitan a la zona del interior del tímpano, por lo que esta manipulación no causará gran molestia.

El médico prescribirá antibióticos o gotas. Para administrar las gotas, haga que el niño se acueste con la oreja que va a ser tratada hacia arriba. Deposite las gotas en la pared del canal en pequeñas cantidades, de forma que se deslicen por un lado y el aire pueda escapar por el otro.

Si el niño se queja de dolor de oído, también puede haber una infección del oído medio. En su mayoría, estas infecciones son causadas por hinchazón del tejido linfático en la parte posterior de la garganta, que obtura la trompa de Eustaquio. Cuando ésta se cierra, el aire se reabsorbe, creando un vacío relativo que produce dolor. Posteriormente, se filtra en esta cámara suero procedente de la membrana del oído medio y ello facilita un ambiente perfecto para la infección.

Aparecen nuevos dolores y fiebre. Conviene que el médico examine al niño cuanto antes. En general, los antibióticos alivian la fiebre y el dolor en 48 horas.

La pérdida de audición causada por la acumulación de líquido puede durar una o dos semanas.

CERA EN LOS OÍDOS

Si cree que hay demasiada cera en los oídos de su hijo, no intente extraerla por su cuenta. El médico recetará unas gotas que disolverán la cera acumulada en el oído del niño.

Si la cera no se disuelve, lleve al niño al médico para que la extraiga.

CONTROL DE LA AGUDEZA AUDITIVA

Todos los niños deben someterse a pruebas auditivas antes de los ocho meses de edad para descartar una deficiencia auditiva. Siga su evolución usted mismo:

- **A las 5 o 6 semanas**, si habla a su hijo fuera del alcance de su visión, volverá la cabeza hacia usted.
- **Entre los 6 y 12 meses**, el niño debe responder al sonido de un papel que se estruja. Empezará a emitir sonidos verbales.
- **A los 18 meses**, el niño pronunciará sus primeras palabras.
- **A los 2 años**, lo oirá y le contestará cuando lo llame desde otra habitación.
- **A los 3 años** pronunciará con claridad.

❖ ❖ ❖

TRASTORNOS OCULARES

AMBLIOPÍA

Puede deberse a cualquier trastorno que afecte a la visión en uno o ambos ojos (estrabismo, errores graves de enfoque, cataratas, tumor retiniano, párpado caído...).

En el ojo se forma una imagen óptica distorsionada que llega hasta el cerebro. En consecuencia, no se establece la unión entre el mundo externo, los ojos y el cerebro.

DEFICIENCIAS VISUALES EN LA INFANCIA

- **Glaucoma.** El glaucoma congénito requiere tratamiento inmediato. En el globo ocular se acumula líquido, la córnea aumenta de tamaño y el ojo se vuelve más sensible a la luz. Puede causar ceguera.
- **Cataratas.** A veces se producen cambios en la lente del ojo y se vuelve opaca. Pueden ser congénitas o deberse a una lesión ocular, una infección de la madre durante el embarazo o, con menor frecuencia, a una diabetes.

- **Párpado caído.** Si el párpado del niño cae de forma que le tapa más de la mitad de la pupila del ojo, este problema puede interferir en su desarrollo visual. Lo más seguro es que se precise una intervención quirúrgica. Consulte de inmediato con el médico si el niño desarrolla repentinamente esta afección porque puede deberse a una enfermedad grave.
- **Estrabismo.** Tiene tres variedades: divergente (un ojo mira hacia fuera con relación al otro), convergente (un ojo mira hacia dentro) y vertical (un ojo mira hacia arriba o hacia abajo). En ocasiones se coloca un parche sobre el ojo no afectado para obligar al niño a utilizar el otro, o bien el niño debe llevar gafas. A veces es necesaria una intervención quirúrgica.

OJOS LLOROSOS

Los conductos lagrimales llevan el líquido producido por las glándulas lagrimales a la nariz, pero si el conducto ha estado obstruido desde el nacimiento, el niño puede tener los ojos llorosos.

En general, los conductos se abren por sí mismos o con un masaje específico, pero a veces es necesario operar.

CONJUNTIVITIS

Normalmente, esta inflamación de la membrana transparente que cubre el ojo y el interior de los párpados es causada por una infección. Los ojos aparecen llorosos y los párpados están inflamados y muy sensibles.

El médico recetará una pomada antibiótica o un colirio. Si las pestañas se pegan entre sí cuando el niño duerme, frote suavemente los ojos con una gasa empapada en agua caliente.

❖ ❖ ❖

NIÑOS DE ALTO RIESGO

Son niños de alto riesgo los prematuros (los que nacen antes de 37 semanas de embarazo), los que presentan un bajo peso al nacer (menos de 2,250 kg) y los que nacen de un embarazo múltiple.

DIFICULTADES RESPIRATORIAS

Los niños prematuros, los nacidos de madres diabéticas y los que nacen en último lugar en parto múltiple son más propensos a desarrollar el síndrome de distrés respiratorio.

Estos niños empiezan a respirar muy deprisa durante sus primeras horas de vida y, al inspirar, el pecho y las costillas parece como si fueran absorbidos hacia dentro.

Los médicos tratan los casos leves poniendo la cabeza del niño en el interior de una capucha en la cual se controla el nivel de oxígeno. En otros casos, puede ser necesaria la respiración asistida.

En general, este síndrome se agrava en las primeras 48-72 horas y mejora durante los días siguientes.

Hemorragia intraventricular

En niños prematuros muy pequeños pueden romperse los minúsculos vasos sanguíneos del cerebro. Esto es más frecuente en niños que se han producido lesiones al nacer, que han desarrollado una infección o que se han visto privados de oxígeno por períodos prolongados durante el parto.

Este tipo de hemorragia puede tener consecuencias impredecibles para el desarrollo psíquico y físico del niño.

Niños prematuros

Si un niño prematuro no experimenta una complicación grave, como una hemorragia cerebral, las expectativas para su desarrollo son buenas.

Actualmente pueden sobrevivir niños muy pequeños (de un poco más de 1 kg) gracias a las incubadoras, que los mantienen a temperatura constante y los protegen de microorganismos; los análisis de sangre, que comprueban que el hígado y los riñones funcionen adecuadamente; y sondas de alimentación para los niños que no pueden comer por sí solos.

Lesiones de nacimiento

Algunos niños se ven privados de oxígeno durante el parto o no son capaces de respirar por sí mismos. Esta carencia de oxígeno puede causar una apariencia flácida o, si es grave, problemas como apoplejía, rigidez, irritabilidad e irregularidad del ritmo cardíaco.

Estos niños precisarán seguramente permanecer en la unidad de cuidados intensivos. Si el estado del niño vuelve a la normalidad durante una semana, las expectativas son buenas.

ALIMENTACIÓN

Al niño le resulta más fácil digerir la leche materna y, además, ésta contiene anticuerpos que lo protegen contra las enfermedades.

Sin embargo, a veces puede ser necesaria la lactancia artificial porque debido a la fatiga, las enfermedades o el estrés, la madre no produzca suficiente leche. La lactancia artificial permite que ambos padres alimente al bebé.

Elegir la lactancia artificial no significa que prive al niño de amor o caricias, sino que puede darle todo eso mientras lo alimenta con biberón.

Si se decide por la lactancia natural, alterne el pecho con el que comienza cada toma. Cambie de pecho después de que el niño haya mamado durante 15 o 20 minutos. Cuando el niño haya mamado lo suficiente, sepárelo del pezón introduciéndole un dedo entre las encías. Deje que sus pezones se sequen al aire.

Si opta por la lactancia artificial, prepare los biberones siguiendo las instrucciones del fabricante. Esterilice los biberones y las tetinas todos los días y no guarde los biberones ya preparados más de 24 horas. Después de que el niño acabe de comer, apóyelo en su hombro y golpee suave y rítmicamente en la espalda hasta que eructe.

Vómitos

Muchos niños devuelven una pequeña cantidad de leche cuando maman. Este proceso se llama reflujo gástrico y a menudo se confunde con el vómito. Este reflujo está causado por la coordinación inmadura de las contracciones musculares que hacen pasar los alimentos a través del esófago y los retienen en el estómago. El niño supera este trastorno cuando llega a los 12 meses. En casos más graves (que pueden causar pérdida de peso o crecimiento deficiente), el médico prescribirá un tratamiento.

Los niños vomitan rara vez, pero, cuando lo hacen, expulsan la última toma por completo.

Los vómitos repetidos pueden indicar que el niño tiene una inflamación de la mucosa gástrica o intestinal causada por una infección, o bien que sufre intolerancia a algún alimento.

La obstrucción intestinal también causa vómitos persistentes.

Diarrea

Los niños defecan varias veces al día y, normalmente, las heces son amarillentas o marrones y no totalmente sólidas. Se habla de diarrea cuando las heces son líquidas (aunque sólo sea una vez al día) o semilíquidas (varias veces al día).

Si el niño toma leche artificial, sustitúyala por una solución rehidratante de venta en farmacias. Si el niño recibe lactancia materna, no altere el régimen. En ambos casos, que el niño vaya bebiendo agua, infusiones o caldos.

Consulte con el médico si la diarrea persiste durante más de 24 horas.

ALTERACIONES DEL SUEÑO

Los recién nacidos duermen casi siempre unas 16 horas al día, pero en intervalos de sueño que suelen durar pocas horas. Puede darse el caso de niños que «tengan el sueño cambiado» y no dejen descansar a sus padres por la noche.

Los niños suelen reducir a 12 las horas de sueño cuando cuentan entre uno y tres años de edad, y a unas 10 horas cuando tienen entre tres y seis años.

Estas horas se reparten normalmente en varios períodos cuyo ritmo no tiene por qué corresponderse con el suyo, ya que quizá el niño se despierta frecuentemente por la noche o no logra conciliar el sueño hasta muy tarde. Puede tomar una serie de medidas para cambiar su ritmo.

CÓMO PROPICIAR EL SUEÑO

Ponga la cuna en una habitación tranquila a una temperatura de unos 25 ºC. No se preocupe si hay ruidos ambientales, los niños se acostumbran a ellos rápidamente.

Cuando alimente al niño por la noche, hágalo de forma silenciosa y breve para reforzar la idea de tranquilidad de la noche. Quédese con el niño unos instantes para que se serene.

El colchón debe ser duro y ajustarse a la cuna. Fíjelo bien a los laterales para que el niño no pueda quedarse atrapado entre el colchón y la cuna. No utilice almohada ni funda de plástico para el colchón.

Cerca del niño cuelgue móviles de colores brillantes de forma que queden en su campo de visión inmediato.

Estimule al niño lo máximo posible durante el día para que duerma lo mejor posible durante la noche. Llévelo a pasear, hable con él, póngale música, déle nuevos objetos, cámbielo de habitación...

A medida que el niño se haga mayor, trate de recortar las horas que duerme durante el día para que lo haga durante la noche. Establezca una rutina tan pronto como sea posible, con una hora fija para acostarse.

Si el niño se despierta por la noche, no acuda inmediatamente. Déjelo solo durante unos minutos para ver si se duerme por sí mismo. Cuando finalmente aparezca, no demuestre su irritación, lo único que conseguirá es transmitirla al niño.

PROBLEMAS COMUNES EN LOS BEBÉS

ERITEMA DEL PAÑAL

Cambie al niño con frecuencia, lave la zona del pañal con toallitas desechables y seque bien la piel. Para curar la erupción aplique una pomada a base de cinc o un aceite hidratante. No use suavizantes, detergentes duros ni lejía cuando lave los pañales o la ropa del bebé porque irritan la piel.

MANCHAS DE LECHE

A veces aparecen unos diminutos puntos blancos y amarillentos alrededor de la nariz del niño.

URTICARIA NEONATAL

Es una erupción poco frecuente que puede aparecer en algunos niños durante el primer mes de vida.

Se caracteriza por manchas rojizas, con un poco de relieve y el centro más pálido, que pueden aparecer en cualquier parte del cuerpo. En algunos casos no se sabe la causa, y en otros, se debe a una alergia.

En general, la urticaria desaparece por sí sola pocas horas después de bañar al niño y cambiarle de ropa. Es necesario evitar los factores desencadenantes de la erupción, vestir al niño con fibras naturales como algodón y lavar su ropa con detergentes suaves.

SEBORREA DEL LACTANTE

Es una afección del cuero cabelludo que se da entre niños de tres a nueve meses. Se forman costras grisáceas y amarillentas a consecuencia de que las secreciones normales de la piel se acumulan en el cuero cabelludo.

Aplique aceite infantil en el cuero cabelludo del niño y déjelo durante toda la noche. Lave las costras al día siguiente para que se desprendan.

Repita este tratamiento durante varios días hasta que las escamas desaparezcan.

INFECCIÓN POR LEVADURAS

Si la inmunidad del niño está debilitada debido a una infección, a medicinas o a malnutrición, los microorganismos que habitan en la boca pueden crecer en exceso, extenderse al aparato digestivo y causar una diarrea persistente.

Esta infección puede producir manchas blancas en la boca o una erupción rojiza alrededor del ano, los genitales y la cara interna de los muslos.

Tales infecciones no son graves pero es mejor que consulte con su médico, que le aconsejará según el caso.

❖ ❖ ❖

LA ALTURA DEL NIÑO

El crecimiento sigue una pauta similar en todos los niños, a pesar de las diferencias individuales de talla. Al cumplir un año, el niño ha triplicado el peso del nacimiento y ha crecido 30 cm. Entre el primero y el segundo año de su vida, un niño crece 12 cm y aumenta unos 2,5 kg.

PAUTAS DE CRECIMIENTO

Después de cumplir dos años, los niños suelen crecer anualmente unos 5 cm y el peso aumenta entre 2 y 4 kg.

De todas formas, las diferentes partes del cuerpo del niño crecen de forma distinta, de manera que sus proporciones cambian a medida que, poco a poco, va haciéndose mayor. Por ejemplo, la cabeza del recién nacido representa prácticamente una cuarta parte de su altura pero, durante la infancia, la relación cuerpo-cabeza va cambiando hasta que, en la adolescencia, representa sólo una octava parte del total.

Las piernas del recién nacido representan 3/8 de la longitud total, mientras que en un adolescente sólo suponen la mitad (v. fig. pág. siguiente).

Después del primer año, el cuerpo del niño crece más deprisa que el tronco. Esta pauta se invierte durante la pubertad, época en la que, además, el ritmo de crecimiento aumenta rápidamente.

El cerebro crece muy deprisa durante la primera infancia y, a los dos años, posee el 75 % o el 80 % del tamaño que tendrá al llegar a adulto. Este ritmo rápido de crecimiento continúa hasta los cinco años, en que adquiere el 90 % de su tamaño definitivo, y se hace más lento a partir de ese momento.

Los niños y las niñas crecen al mismo ritmo durante la infancia, aunque en general, los niños son algo más corpulentos.

En la pubertad se produce, además de importantes cambios fisiológicos, un brusco aumento de la talla. En los niños se da entre 13 y 16 años de edad, y en las chicas, entre 11 y 14 años. La estatura final suele alcanzarse a los 18 años.

PREDICCIÓN DE LA ALTURA

Puede predecirse con bastante exactitud la altura que alcanzará el pequeño:

- **Niños:** (altura padre + altura madre + 13) / 2.
- **Niñas:** (altura padre + altura madre – 13) / 2.

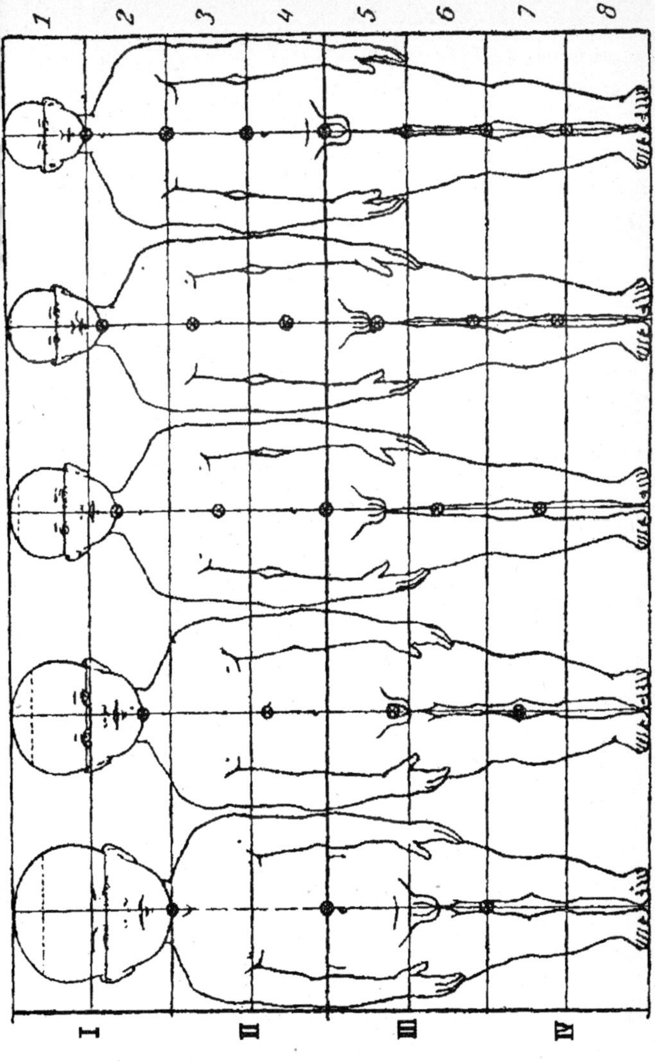
1
2
3
4
5
6
7
8
I
II
III
IV

Gráficas de crecimiento

Las anotaciones en la gráfica de crecimiento sirven para saber si el peso y la altura del niño son adecuados a su edad.

Sólo hay que preocuparse cuando el peso o la altura del niño están desproporcionados entre sí o cuando se salen de la línea superior o de la línea inferior de las gráficas.

❖ ❖ ❖

DESARROLLO DURANTE LA INFANCIA

Además de amor y seguridad, los niños necesitan que los estimulen para que aprendan. Esto no quiere decir forzarlos para que aprendan por encima de sus posibilidades o en contra de sus intereses, sino abrirles el mundo para que puedan escoger.

Existen muchas maneras de estimular la atención del niño y su curiosidad innata.

Los niños necesitan oportunidades para aprender y practicar actos cotidianos como vestirse por sí solos, comer, ir al lavabo sin ayuda...

Los niños tienen que aprender habilidades en cuatro campos principales:

- Movimiento y coordinación.
- Visión y manipulación.
- Oído y lenguaje.
- Juego e integración.

Un mes

El niño ya no tiene el aspecto de recién nacido, aunque sus piernas están todavía dobladas. Empieza a levantar la cabeza.

Las pupilas reaccionan a la luz. Mira la cara cuando se le habla, sonríe a papá y mamá y sigue con la mirada un objeto que esté en su campo de visión.

Se asusta al oír un ruido fuerte y repentino. Emite ruidos guturales cuando está satisfecho.

Cuando no come y se le tiene en brazos, generalmente duerme. Tiene los puños cerrados, pero si se le pone un dedo en la palma de la mano lo aprieta con fuerza.

Tres meses

El cuerpo está más derecho y ya sostiene la cabeza. El niño mueve la cabeza para mirar a su alrededor y sigue los movimientos de la persona que está con él. Hace palmas y abre y cierra las manos.

Al oír un sonido interesante escucha en silencio. Hace gorgoritos cuando está contento. Empieza a reaccionar ante el entorno familiar.

Seis meses

Puede sentarse con la espalda apoyada. Sentado, vuelve la cabeza en todas direcciones para informarse.

Puede ver una pelota en movimiento a 2 m de distancia y sostiene objetos entre los dedos. Puede pasar un objeto de una mano a otra.

Empieza a emitir sonidos reconocibles, como «ma» y «pa», y es capaz de emitir sonidos de dos sílabas. Se entretiene con sus vocalizaciones.

El niño extiende los brazos para tocarlo todo y llevárselo a la boca. Juega con sus pies. Puede ser tímido con los extraños.

Nueve meses

Puede sentarse sin apoyar la espalda. Hace esfuerzos para avanzar arrastrándose y es capaz de empezar a andar a gatas. Busca juguetes que se le hayan caído y señala objetos distantes.

Oye ruidos débiles a 2 m de distancia. Sabe gritar para llamar la atención y responde a su nombre.

Distingue a los extraños. Comienza a imitar acciones. Puede sostener un vaso o el biberón y usa los dedos para comer.

Doce meses

Empieza a dar sus primeros pasos agarrándose a los muebles y se pone de pie sin necesidad de ayuda. Sostiene ya los objetos entre el pulgar y el dedo índice. Reconoce a las personas que le son familiares a unos 6 m de distancia.

Se vuelve inmediatamente al oír su nombre y parlotea de forma incesante. Empieza a aprender alguna palabra («papá», «mamá»).

Bebe de un vaso casi sin ayuda y facilita que lo vistan extendiendo los brazos o levantando los pies.

A partir del año

A los cinco años, los niños han adquirido las habilidades necesarias para ser «independientes», aunque las edades que se marcan para la consecución de cada uno de los logros de su desarrollo son orientativas.

Con la escolarización, el niño aumenta su capacidad de pensar en términos abstractos mediante la escritura, las matemáticas y el dibujo, y desarrolla sus capacidades físicas gracias al deporte y los juegos.

Dieciocho meses

Puede subir y bajar escaleras cogido de la mano o de una barandilla. Se sienta en una silla sin ayuda y lanza una pelota con cierta fuerza.

Puede poner tres o cuatro dados uno encima de otro y garabatear en un papel. Sabe desnudarse. Sabe señalar las diferentes partes del cuerpo. Se puede empezar a mantener seco durante el día.

Obedece instrucciones sencillas y tiene un vocabulario de cinco palabras por lo menos.

Es capaz de jugar solo con sus juguetes, pero le gusta estar en compañía de adultos. Puede utilizar una cuchara.

Dos años

Corre bien, patea el balón y sabe saltar. Puede pasar las páginas de una en una y trazar una línea vertical.

Escucha una conversación y puede construir frases de dos o más palabras. Utiliza plurales y pronombres, y su vocabulario aumenta rápidamente.

Pide comida o agua y sabe lavarse las manos solo. A veces puede tener rabietas o pataletas.

Tres años

Puede montar en un triciclo, sube y baja escaleras sin ayuda y se sostiene sobre un pie durante unos segundos.

Muestra preferencia por una de las dos manos y puede montar estructuras sencillas con dados. Sabe vestirse y desnudarse solo, aunque necesita ayuda con los botones y los cordones.

Conoce el significado de palabras como «cansado» y puede contar hasta diez.

Tiene un amplio vocabulario y hace frases largas. Realiza preguntas constantemente sobre el nombre de los objetos o lo que hacen.

Comprende la idea de compartir objetos y sabe jugar con otros niños.

Cuatro años

Se sostiene sobre un solo pie durante al menos 10 segundos, corre y da vueltas sin perder el equilibrio.

Copia letras y puede apilar diez dados. Puede abrochar botones y usar con habilidad un tenedor.

Habla bien, con una gramática correcta, y realiza numerosas preguntas.

Tiene amigos y disfruta jugando con ellos. Tiende a contar cuentos que mezclan la realidad con la fantasía.

Cinco años

Se sostiene y salta con un solo pie o con los dos y puede atrapar una pelota.

Copia palabras sencillas y puede dibujar a una persona con cara y cuerpo reconocibles. Realiza estructuras complejas con juegos de construcción.

Repite cuentos cortos y es capaz de hacer comparaciones. Comprende las normas sociales y es cariñoso y atento con sus hermanos más pequeños.

TRASTORNOS ÓSEOS Y DE LAS ARTICULACIONES

Los traumatismos, tratados en capítulos anteriores, son la causa más común de trastornos de los huesos y de las articulaciones durante la infancia, pero existen otras causas, como artritis reumatoide juvenil, osteomielitis o variaciones de la postura.

Los niños también pueden sufrir dolores vagos en los miembros, sobre todo al reposar después de hacer ejercicio. Estos dolores afectan a niños entre tres y ocho años de edad y se conocen como «dolores del crecimiento».

Osteomielitis

Es una infección del hueso y de la médula ósea, generalmente causada por una bacteria. Afecta sobre todo a los huesos largos de piernas y brazos, y a los de la columna vertebral.

El niño se queja de dolor intenso en el hueso afectado. A menudo, la piel de la zona afectada está enrojecida e inflamada. Puede haber dolor de cabeza, fiebre, falta de apetito y fatiga general. El niño no utiliza el miembro afectado.

Los médicos diagnostican la enfermedad mediante radiografías y análisis de sangre. El tratamiento consiste en altas dosis de antibióticos que, en un principio, se administran por vía intravenosa. En muchos casos es necesario escayolar el miembro afectado.

ARTRITIS

Consiste en dolor e hinchazón de las articulaciones. El tipo más común en la infancia es la artritis reumatoide juvenil, que afecta a niños menores de cuatro años. También existen artritis sépticas, causadas por una bacteria que invade la articulación por la proximidad de una herida infectada, y la enfermedad de Lyme, una infección bacteriana causada por la picadura de una garrapata.

Cada tipo requiere un tratamiento específico. La artritis séptica y la enfermedad de Lyme se tratan con antibióticos, mientras que la artritis reumatoide se trata con antiinflamatorios, aunque no hay nada que pueda curarla.

SINOVITIS

Es la inflamación de la fina membrana que cubre por dentro una articulación. Puede deberse a una infección, lesión, irritación o respuesta inmune anómala. La articulación aparece inflamada, rígida, dolorida, caliente y enrojecida.

En la infancia son frecuentes los casos de sinovitis después de una infección vírica. El tratamiento consiste en reposo y antiinflamatorios.

Si existe infección bacteriana, se trata con antibióticos.

VARIACIONES DE LA POSTURA

Los niños muestran una amplia variedad de posturas desde el nacimiento hasta la adolescencia que, en muchos casos, son normales. Cuando los niños empiezan a andar, pueden arquear las piernas, postura que desaparece con el tiempo.

Sin embargo, conviene seguir de cerca su desarrollo para evitar deformaciones o problemas posteriores.

PIERNAS ARQUEADAS

Las piernas arqueadas se deben a una curvatura hacia fuera de los huesos de las piernas. Más común en niños menores de dos años, constituye una parte normal del desarrollo.

La curvatura desaparece a medida que el niño crece, pero si es demasiado pronunciada o persiste después de los seis años, debe examinarlo el médico.

Si existe torsión de tibia, el pie, a diferencia de las piernas arqueadas propias del primer año, rota hacia el interior. Si se juntan las rodillas de un bebé con torsión de tibia, un pie quedará recto y el otro apuntará hacia el interior.

Cuando el bebé yace boca abajo sobre una mesa, los pies adoptan la misma dirección. La torsión de tibia presenta una tendencia notable hacia la corrección.

El fémur también puede torcerse, pero esta anomalía suele afectar a ambas piernas. El niño normal, con su pierna totalmente extendida y el pie orientado hacia delante, puede hacer describir a la pierna un giro de unos 15° hacia dentro y 60° hacia afuera. El niño con torsión de fémur apenas puede efectuar con sus piernas una rotación hacia el exterior, mientras que puede colocarlas en un ángulo de casi 90° hacia dentro. Esta malformación también suele corregirse por sí misma.

PIE ZAMBO

Es un defecto congénito en el que el talón está torcido hacia dentro, y el resto del pie, doblado hacia abajo y hacia dentro.

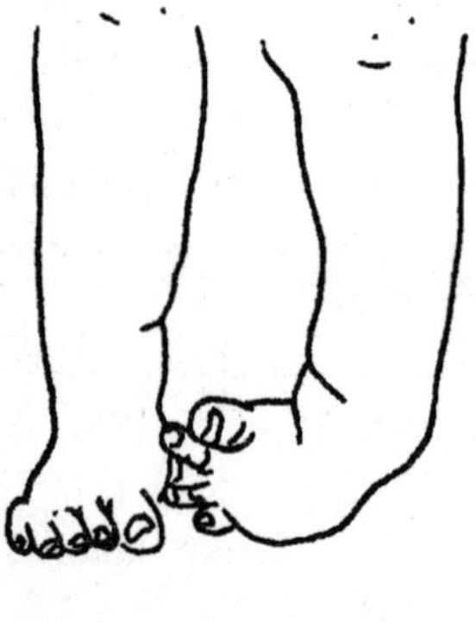

Si se detecta desde el nacimiento, los médicos lo tratan con manipulación regular del pie e inmovilización con vendaje elástico o escayola. Si el pie no se endereza después de los seis meses de edad, quizá haya que recurrir a cirugía.

Pies planos

Se considera que unos pies son planos cuando carecen de arco y toda la planta se apoya en el suelo. Todos los bebés y niños de corta edad presentan, aparentemente, pies planos, pues el arco queda disimulado por una capa de grasa.

Aunque el niño tenga los pies planos después de los cuatro años, no se le debe someter a tratamiento a menos de que se queje de dolor en los pies. Los pies planos se corrigen con plantillas especiales.

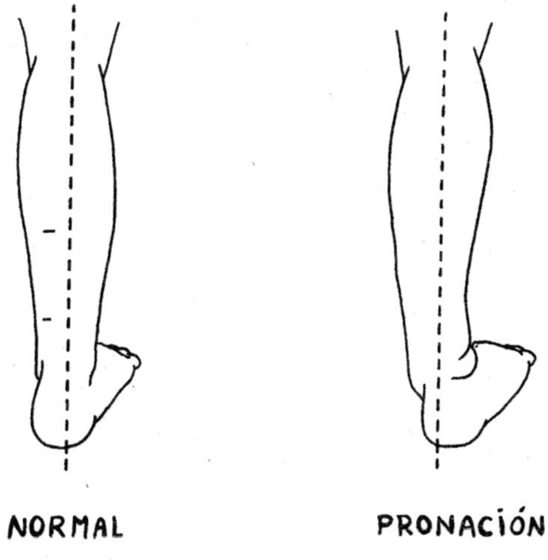

El problema es peor si los pies presentan pronación, es decir, inversión respecto al tobillo (v. fig. pág. anterior).

En los pies normales, se sigue una línea recta desde el centro del talón hacia arriba, pasando por el centro del tobillo hasta el centro de la rodilla. En un niño con tobillos desviados, la línea recta pasa por el exterior de la articulación de la rodilla. El médico prescribirá aparatos correctores.

PIERNAS EN FORMA DE X (GENU VALGUM)

Se deben a una curvatura hacia dentro de las piernas. Las rodillas del niño se tocan entre sí y, en consecuencia, los pies están muy separados.

Las piernas en forma de X sólo requieren tratamiento cuando la alteración persiste después de los 10 años de edad. Únicamente en contadas ocasiones es necesario recurrir a la cirugía.

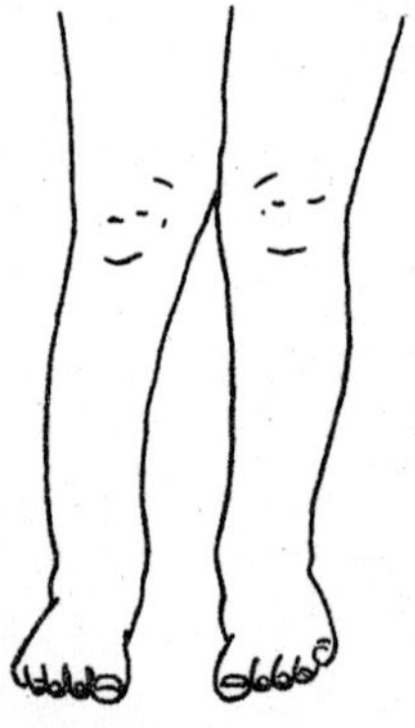

Luxación congénita de cadera

Antes de los cinco años, la causa más común de cojera es la luxación congénita de cadera.

La cabeza redondeada del fémur se desliza fuera de la cavidad de la pelvis. Si los médicos detectan este defecto al nacer, aplican arneses o una férula para colocar de nuevo la articulación en su sitio.

Si lo detectan más tarde, utilizan tracción, realineamiento y una escayola. En algunos casos puede precisarse una intervención quirúrgica, y si se trata precozmente, no deja secuelas.

Enfermedad de Perthes

Si el niño cojea y cuenta entre cinco y diez años de edad, la causa más común de cojera (si no ha habido traumatismo alguno) es la enfermedad de Perthes.

La cabeza del fémur se rompe y se ablanda a consecuencia de un deficiente suministro de sangre al hueso. Esta afección se cura con reposo. Algunos niños tienen que llevar una inmovilización ortopédica y, en algunos casos, puede ser necesaria la cirugía.

VACUNAS

Y REVISIONES PERIÓDICAS

El pediatra establecerá con qué frecuencia debe llevar al niño a la consulta para efectuar revisiones periódicas que le permitan detectar problemas precozmente y controlar la talla y el peso.

El médico suele realizar revisiones del crecimiento y del desarrollo al nacer, entre las dos y las cuatro semanas, a los dos, cuatro, seis, nueve, doce, quince y dieciocho meses, a los dos años, dos años y medio, tres años y, posteriormente, cada año.

Siga el calendario de vacunaciones para proteger al niño de enfermedades que amenazan la vida o puedan dejar secuelas permanentes.

Todas las inyecciones duelen un poco y los niños suelen reaccionar llorando unos minutos. Sin embargo, olvidan fácilmente la experiencia. Tranquilice al niño después de que le pongan la inyección y prémielo por haber sido tan valiente.

Si se trata de un niño mayor, explíquele qué es una inyección y por qué debe ponérsela; lo irá entendiendo y seguramente perderá poco a poco el miedo.

Además de las revisiones periódicas, llame al médico siempre que los síntomas del niño parezcan graves.

VACUNAS EXISTENTES

El calendario de vacunas es diferente en cada país. Además, el calendario debería incluir las nuevas vacunas y dejar abierta la puerta a las que están a punto de salir. En todo caso, las vacunas existentes son las siguientes:

- **Vacuna contra la tuberculosis (vacuna BCG):** según la situación de cada país, puede administrarse al nacer, al inicio de la vida escolar y en la adolescencia.
- **Vacuna contra la hepatitis B:** se administra al nacimiento, al primer mes y al sexto mes; también puede administrarse de la misma manera a los 11 o 12 años.
- **Vacuna contra la parálisis infantil o poliomielitis (vacuna Sabin oral):** según la situación de cada país, se administra a los 2 o 3 meses, a los 4 o 5 meses, a los 6 o 7 meses, a los 18 meses y a los 6 años.
- **Vacuna contra la difteria, el tétanos y la tos ferina (vacuna triple o DPT):** según la situación de cada país, se administra a los 2 o 3 meses, a los 4 o 5 meses, a los 6 o 7 meses y a los 18 meses.
- **Vacuna contra la difteria y el tétanos (vacuna doble o DT):** se administra a los 6 años.

- **Vacuna contra el tétanos:** después de los 6 años de edad debe administrarse cada 10 años.
- **Vacuna contra el sarampión, la rubéola y las paperas (vacuna triple vírica):** se administra a los 15 meses y a los 11 o 12 años.
- **Vacuna contra la meningitis por hemófilus:** según la situación de cada país, se administra a los 2 o 3 meses, a los 4 o 5 meses, a los 6 o 7 meses y a los 18 meses.
- **Otras vacunas:** las vacunas contra la hepatitis A, la varicela, las infecciones por neumococo, el dengue, el tifus, la malaria, la gripe, etc., se administran sólo en situaciones especiales.

Aún no están disponibles las vacunas contra la hepatitis C y contra el sida. De momento, lo único que puede hacerse es prevenir estas dos terribles enfermedades.

REACCIONES A LAS VACUNAS

En algunos casos pueden aparecer sarpullidos, quizá unos días después de administrar la vacuna.

Es normal que, a veces, suba algo la fiebre y que los niños tengan una pequeña erupción de una semana a diez días después de la vacuna triple vírica (sarampión, rubéola, paperas). Si el niño presenta algo de fiebre, adminístrele aspirina.

Después de cualquier vacuna es probable que se desarrolle un bulto pequeño en el lugar de la inyección, que remitirá al cabo de una o dos semanas.

TRASTORNOS EMOCIONALES

PROBLEMAS DE CONDUCTA

Los niños aprenden a desenvolverse por el mundo y avanzan hacia la madurez gracias a los problemas que afrontan y a que se relacionan con todo tipo de personas.

A medida que crecen, los niños se forman sus propias opiniones y necesitan ejercer control sobre su entorno, a veces con «agresividad».

Este proceso es perfectamente normal en el desarrollo, a no ser que llegue a extremos no razonables. Sea comprensivo con su hijo si se le presentan experiencias emocionales dolorosas como el divorcio de sus padres o la muerte de un familiar.

Debe ayudar siempre al niño a formarse una autoimagen positiva estimulándolo y prestándole su apoyo.

LAS RABIETAS

Los niños entre uno y cuatro años son los más propensos; con una rabieta, un niño expresa de forma extrema el enfado o frustración por no conseguir algo.

Asegúrese de que el niño no puede hacerse daño, romper algo o salir corriendo. No se enfrente con su hijo, pues en estos momentos no atiende a razones. La rabieta se le pasará cuando haya liberado todo su enfado; no ceda ante lo que le pida el niño, pero hable después con él.

Enfado y agresividad

Los niños tienen todo el derecho a enfadarse, pero debe explicarles que la violencia física no es la reacción apropiada a los conflictos. Enséñele las opciones dialogantes, pero no le pida que reprima el enfado o que evite el conflicto porque tales respuestas pueden llevar a la frustración, la depresión o estallidos de ira mucho más violentos.

Fanfarronería

En los niños que crecen es normal una cierta agresividad. Son habituales en los juegos los empujones y los puñetazos, pero no debe permitir que un niño se convierta en el terror de los demás. Si su hijo muerde, araña o acobarda a los otros niños, debe enseñarle que su conducta no es correcta.

Hurtos

Los niños pequeños cogen objetos que pertenecen a otras personas porque no entienden el concepto de propiedad;

sin embargo, después de los seis años de edad ya deben tenerlo claro.

Si no hay motivos aparentes para estos hurtos, la familia deberá plantearse qué tensiones existen en el hogar para provocar esta conducta. Los hurtos son muchas veces la forma en que el niño expresa sus sentimientos inconscientes de carencia emocional.

MENTIRAS

Los niños pequeños no distinguen entre realidad y fantasía y suelen mezclar ambas cosas al hablar. No debe reprimir su fantasía, pero debe procurar inculcarles que, en determinados momentos, hay que decir la verdad porque es preciso saber exactamente qué ha ocurrido.

EL NIÑO AUTISTA

El autismo constituye una enfermedad grave y muy poco común en la que el niño no desarrolla la capacidad de relacionarse socialmente con los demás.

El niño autista apenas sonríe, es pasivo e indiferente, y no se relaciona con su entorno. En algunos casos, los niños autistas tienen la capacidad especial de aprender cosas de memoria, dibujar al detalle cualquier motivo o paisaje, reproducir piezas musicales complicadas después de oírlas una vez...

La mayoría de niños autistas necesitan vivir en un entorno protegido durante toda su vida.

DÉFICIT DE ATENCIÓN

Estos niños tienen dificultades para concentrarse, se distraen con facilidad y presentan una conducta impulsiva. Suelen ser niños hiperactivos. Los niños hiperactivos son excesivamente enérgicos y muestran una conducta agresiva. Los niños con déficit de atención que no son hiperactivos suelen ser ansiosos y poco sociables.

Para ayudar a estos niños, debe hacerles seguir una rutina cotidiana regular y evitar excitarlos demasiado, sobre todo antes de acostarse. Procure que en su casa las reglas no sean punitivas, sino que estimulen la buena conducta.

Recompense al niño cuando consigue controlar su conducta destructiva y cuando presenta un buen rendimiento escolar.

EL ESTRÉS

Muchos niños expresan su estrés mediante dolores de cabeza o de estómago repetidos. Primero, lleve el niño al médico para averiguar si los síntomas tienen alguna causa física.

Si estos dolores se presentan en situaciones determinadas, como cuando el niño tiene clase de gimnasia o exámenes o están relacionados de algún modo con la escuela, hable con los profesores.

El niño puede tener problemas como conflictos con algún maestro o intimidaciones por parte de un compañero.

Si la conducta del niño es un problema constante en casa o en la escuela, no dude en pedir ayuda a un psicólogo especializado en problemas de conducta.

CAUSAS

Cada uno expresa el estrés de una forma determinada y lo que es estresante para una persona no lo es para otra.

Existen muchas situaciones que pueden causar estrés en los niños. Las más frecuentes e importantes son:

- Divorcio o separación de los padres.
- Fallecimiento de un familiar.
- Enfermedad.
- Cambio de casa o de escuela.
- Llegada de un nuevo hermano.
- Problemas con otros niños o con los profesores.
- Nuevas actividades que teme no hacer bien.
- Demasiadas actividades extraescolares.
- Exámenes.

Los niños necesitan estabilidad. No es ningún secreto que pueden oír con placer renovado el mismo cuento una y otra vez. Ante cualquier cambio en su vida, intente mantenerlos informados, hablar con ellos para explicarles las razones y escucharlos.

FACTORES QUE AYUDAN A SOBRELLEVAR EL ESTRÉS

Ayude a su hijo a afrontar el estrés valorándolo y educándolo para que desarrolle determinadas cualidades:

- Alta autoestima.
- La sensación de controlar la propia vida.
- Tener una familia y amigos que proporcionan apoyo.
- Factores personales como flexibilidad y esperanza.

- Capacidad de expresar los sentimientos y las emociones abiertamente.
- Tener sentido del humor.
- Ser capaz de resolver problemas.

JUEGOS DE RELAJACIÓN

Existen varios juegos que pueden ayudar a los niños mayores a reconocer la diferencia entre tensión y relajación, y a los niños pequeños, a confiar en sus padres y relajarse:

- **Soldado de madera.** Haga que el niño ande como un soldado, manteniendo tensos los músculos y avanzando lentamente, con las piernas y los brazos rígidos.

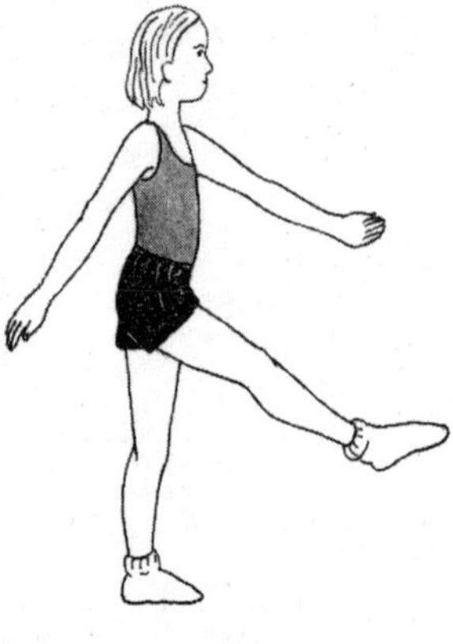

- **Muñeco de trapo.** Las piernas y los brazos se relajan, se sueltan y se abandonan, las rodillas se doblan, la cabeza se inclina hacia delante, los brazos se dejan ir...; levante un brazo al niño y déjelo caer con suavidad para demostrarle que está blando.

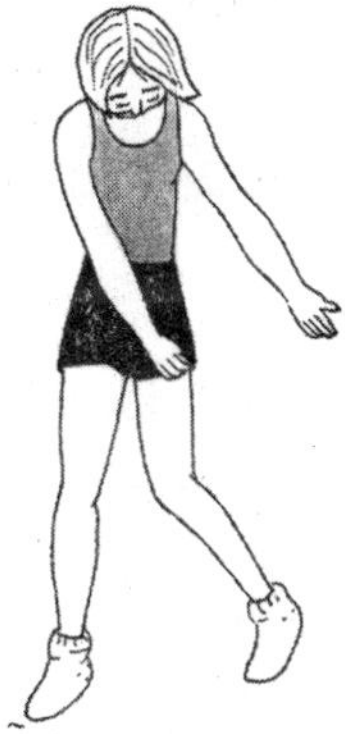

♦ **De papá a mamá.** Pueden participar los más pequeños. Pídale al niño que se mantenga de pie, rígido, e inclinado hacia atrás para que lo coja uno de los padres. Con un pequeño empujón, éste lo dirige hacia su pareja, que lo coge. Es necesario que el niño tenga total confianza en que será recogido.

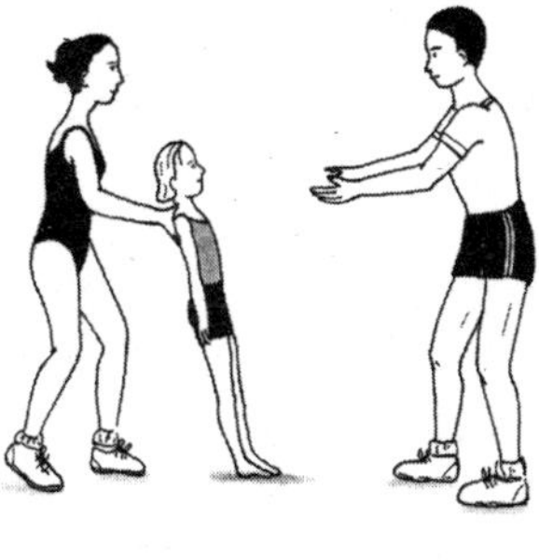

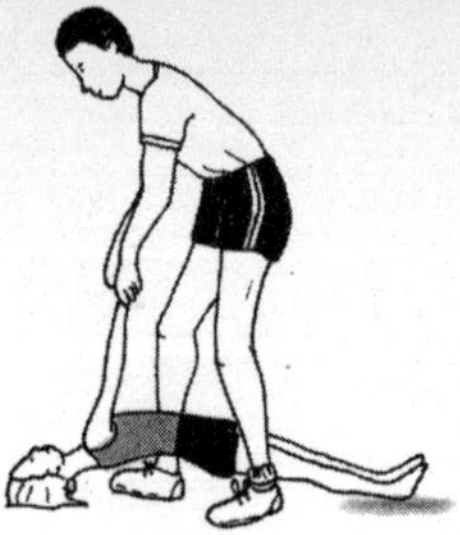

- **Abandono.** El niño debe permanecer tendido en el suelo con la cabeza echada hacia atrás lo máximo posible y los brazos al lado del cuerpo. Levántele los brazos para comprobar su estado de relajación.

PREVENCIÓN

DE LESIONES INFANTILES

No es cierto aquello de «esto no puede ocurrirme a mí». Los padres deben participar activamente en la prevención de los accidentes infantiles vigilando a sus hijos.

Los padres deben comprender que un niño de dos años no sabe qué puede sucederle si cae de una pared de 2 m de altura. Por tanto, ¿por qué no va a caminar tranquilamente por ella?

PELIGROS EN EL PRIMER AÑO

- **Caídas.** Los bebés pueden caerse de una cama, de los asientos de los coches, de las mesas, de los mostradores..., y las madres pueden caerse al caminar por pisos resbaladizos o subir y bajar escaleras con los niños en brazos.
- **Ingestión de cuerpos extraños.** Un bebé o un niño que empieza a caminar puede meterse cualquier cosa en la

boca. En caso de emergencia, ponga al niño cabeza abajo y golpéelo secamente entre los omoplatos.

- **Quemaduras.** Vigile la temperatura del agua del baño y de los biberones u otros alimentos, y tenga especial cuidado con los tubos de agua caliente, barbacoas, parrillas, chimeneas y hogares...
- **Ahogamiento.** No deje nunca a un niño solo en la bañera. Vigile al niño en la playa y en la piscina.

Peligros en niños de uno a tres años

- **Quemaduras.** Los niños son curiosos y bulliciosos y no dudan en introducir destornilladores y dedos en enchufes, morder cables, jugar en la cocina y echarse por encima el contenido de una sartén cuyo mango sobresale, o accidentarse con calentadores eléctricos, vaporizadores...
- **Ahogamiento.** No quite la vista del niño si en las cercanías hay piscinas, estanques, acequias, arroyos, lagos, playas o pozos.
- **Caídas.** Recuerde que a los niños les gusta trepar por todas partes. Cuidado con las ventanas abiertas.
- **Animales.** Enseñe a los niños a respetarlos, no hacerles daño ni atormentarlos, y no molestarlos cuando comen o duermen. Cuando llegue el recién nacido a casa, no descuide a su animal de compañía y preséntele debidamente al niño para evitar que tenga celos. No deje nunca al niño solo con un animal. Tanto uno como otro pueden peligrar.

- **Juguetes.** Dada la mayor movilidad del niño, los juguetes pueden suponer riesgos reales. De vez en cuando aparece un juguete que causa una «epidemia» de lesiones específicas, como el monopatín, juguetes a base de disparos y blancos, objetos para lanzar...
- **Quemaduras.** Las quemaduras más frecuentes en este grupo de edad se deben a chispas de chimeneas que prenden en la ropa, recipientes de la cocina que se vuelcan accidentalmente, quemaduras en la boca debidas a cables eléctricos y quemaduras por petardos.
- **Atropello.** Los niños no calculan riesgos. No permita que vayan en bicicleta por zonas con tráfico y no les quite la vista de encima. Debe inculcar a los niños el respeto al automóvil: no deben salir corriendo detrás de una pelota ni cruzar la calle sin mirar.
- **Cortes.** Los niños se cortan con cuchillos, tenedores, hojas de afeitar, latas de conserva, cristales, herramientas, esquinas de las mesas, clavos salientes, tornillos de los tiradores, astillas, aparatos eléctricos, tijeras... Cualquier objeto puede servir para que un niño se corte. Evidentemente no puede proteger al niño de todo, pero puede evitar muchos peligros si guarda en lugares inaccesibles todo lo que pueda ser problemático y enseña a sus hijos normas de seguridad.
- **Caídas.** Controle la capacidad de imitación de los niños. Su afán por querer ser mayores les puede causar problemas. Anticípese a sus aventuras y corte de raíz cualquier iniciativa que esté fuera de sus posibilidades.

- **Asfixia.** Las bolsas de plástico son un peligro en manos de los niños; si se las ponen en la cabeza para jugar, pueden morir asfixiados y ni siquiera pueden gritar.

ACCIDENTES DE AUTOMÓVIL

Los niños tienen que ir sentados en su silla y con los correspondientes arneses o cinturones de seguridad, por mucho que les moleste o aunque lloren. Si no pueden ver a través de la ventanilla por su altura, puede colocar un cojín para alzar el nivel de su asiento.

SEGURIDAD EN EL HOGAR

LA COCINA

Es el lugar más peligroso de la casa y donde se producen la mayoría de accidentes domésticos:

- Intente que los niños entren poco en la cocina.
- Guarde abrelatas, cuchillos y tijeras.
- Cuando dé a otra persona un cuchillo, debe hacerlo por el mango. Inculque esto a su hijo.
- No hay que coger los cuchillos en el aire cuando se caen.
- Lave los cuchillos aparte, no los mezcle con los platos y otros utensilios.
- No permita que los niños toquen batidoras o trituradoras. Desenchúfelas en cuanto termine su uso.
- Guarde los productos de limpieza y cualquier producto tóxico fuera del alcance de los niños. Instale cierres de seguridad.
- Cierre el frigorífico, la lavadora y la secadora. Ponga seguros en la puerta del frigorífico y del congelador para que el niño no pueda abrirla.

- Procure que la lavadora y la secadora tengan un cable corto.
- Utilice preferiblemente los fogones posteriores para impedir accidentes.
- Procure que la cocina esté bien fija a la pared.
- Vigile al niño cuando el horno esté encendido o cuando tenga algo al fuego.
- Si hay mesas y sillas en la cocina, deben estar lejos del mueble de cocina y de sus laterales.
- No lleve en la mano algo caliente cuando sostenga al niño.
- No fume cuando sostenga al niño.
- Use cantoneras en las mesas para evitar posibles golpes y heridas.
- No deje objetos en el borde de las mesas.
- No use manteles largos porque los niños tienden a tirar de ellos y se les puede caer encima todo lo que haya en la mesa.
- No deje los cubos de basura abiertos y al alcance de los niños, y acostumbre al niño a no hurgar dentro de ellos. No tire a la basura cristales u objetos cortantes.
- Inculque a los niños que no deben entrar en la cocina cuando el suelo está mojado y que hay que limpiar todo líquido derramado en el suelo porque es muy fácil resbalar y caer.
- Ponga topes en los cajones para que no puedan abrirse totalmente. Así evitará que el niño vuelque todo su contenido por encima.
- Coloque un cierre de seguridad en la ventana para que no pueda abrirse.

El cuarto de baño

Es el segundo lugar en la lista de los lugares de la casa con más riesgos potenciales:

- Coloque las tomas de corriente fuera del alcance de los niños y protegidas con tapas de seguridad.
- No permita que los niños jueguen con los grifos.
- Vigile al niño cuando esté preparando la bañera.
- Sujete al niño durante el baño.
- Vacíe el agua de la bañera cuando termine.
- Compruebe la temperatura del agua antes de bañar o duchar al niño.
- Ponga figuritas de plástico, adhesivas y antideslizantes, que se pegan en el fondo de la bañera para evitar caídas.
- En la repisa de la bañera no deje cosméticos, colonias, jabones ni ningún otro producto.
- Cuando haya acabado de arreglarse por la mañana, coloque todo en su sitio, especialmente objetos cortantes.
- Desenchufe los electrodomésticos una vez los haya utilizado.
- Coloque un asiento especial sobre el inodoro, adaptado al tamaño del niño y con un apoyo para los pies.
- Tenga siempre bajada la tapadera del inodoro.
- No utilice pastillas para limpiar el inodoro ni deje dentro lejía u otros productos. Después de realizar la limpieza, deje correr abundante agua.
- El armario y el botiquín deben estar siempre cerrados con llave.

- No deje que los niños se queden solos en el cuarto de baño.
- Si hay pestillo de seguridad, debe poder abrirse desde fuera.

EL CUARTO DE ESTAR

- Si hay escaleras, debe colocar una barrera de seguridad a ambos extremos de la misma.
- Enseñe a los niños a bajar y subir escaleras peldaño a peldaño y a usar el pasamanos.
- Busque periódicamente pequeños objetos que puedan ser un peligro para los niños en el sofá y los sillones.
- Instale topes en los cajones.
- Fije los armarios a la pared.
- No deje medicamentos, cerillas o cualquier objeto peligroso al alcance de los niños.
- Cierre las bebidas alcohólicas con llave.
- Coloque el televisor, la cadena de música o el vídeo en un lugar alto, y proteja la entrada de la cinta de vídeo con una tapa protectora.
- Proteja los cantos de mesas y mesitas.
- No use manteles largos.
- No use encimeras de cristal.
- Retire todos los objetos peligrosos (jarrones con flores u otros objetos decorativos).
- Instale elementos protectores en los enchufes.
- Instale cierres de seguridad en las puertas de balcones o terrazas.

- No coloque plantas de interior tóxicas.
- Evite las lámparas de pie.
- Coloque una rejilla de protección en torno a la chimenea o estufa.
- Fije las alfombras al suelo con algún adhesivo.
- El suelo no debe ser resbaladizo y debe estar limpio de juguetes, que podrían provocar caídas, o de objetos pequeños, que los niños podrían tragar.

EL DORMITORIO DEL NIÑO

Tenga presente que la seguridad no está reñida con la comodidad y la estética:

- La ropa de cama debe ser de tejido ligero y no demasiado larga.
- No recurra a las almohadas para niños menores de un año.
- El colchón debe ser firme y plano, indeformable, y quedar fijo.
- La separación entre el somier y los laterales no será superior a 2,5 cm. El somier no debe tener movimiento alguno.
- La baranda debe ser lo suficientemente alta para que el niño no trepe por ella.
- La distancia entre los barrotes debe ser entre 5,5 y 7 cm para evitar que el niño meta la cabeza. Los barrotes han de ser fuertes.
- Los cantos deben ser redondeados.

- Las cunas deben llevar cuatro ruedas, dos de ellas con frenos.
- Las pinturas y barnices no deben ser tóxicos.
- Si hay algún mecanismo para bajar un lateral móvil, debe disponer de un doble seguro y ser lo suficientemente complicado para que el niño no pueda accionarlo por sí mismo.
- No coloque ningún mueble o silla debajo de la ventana.
- Las cortinas deben ser cortas y de material resistente al fuego.
- Enjuague la ropa del bebé varias veces cuando la lave para evitar que los restos de detergente le irriten la piel.
- Tronas, sillas altas, andadores, sillitas con ruedas y parques infantiles deben ser estables y no presentar aristas vivas o elementos punzantes.
- Proteja los enchufes, asegure los elementos decorativos y ponga un tope a los cajones.

EL DORMITORIO DE LOS PADRES

- En la mesita de noche no acumule tabletas, vasos con agua, encendedores y pequeños objetos como anillos, gemelos...
- Cuidado con los enchufes situados junto a las mesitas: no los sobrecargue.
- Guarde bien los cosméticos, perfumes, laca para el cabello, etc. en cajones bien cerrados.
- Tenga tijeras, limas para las uñas y material de costura en un cajón cerrado con llave.

- Mantenga televisores u ordenadores fuera del alcance de los niños.
- Ponga los teléfonos en un lugar donde no resulten accesibles para el niño.
- Tenga la habitación cerrada durante todo el día.

❖ ❖ ❖

SEGURIDAD EN LOS JUGUETES

JUGUETES SEGUROS PARA BEBÉS

- Aros para la dentición que puedan hervirse.
- Sonajeros fuertes.
- Muñecos o animales de felpa que no puedan desmontarse y que no tengan ojos pequeños.
- Móviles de colores vivos colgados fuera del alcance del niño.
- Juguetes de goma con dispositivo sonoro que no pueda desmontarse.
- Pelotas grandes.
- Juegos de construcción de piezas grandes.
- Juegos de cajas que se introducen unas en otras.
- Juguetes para empujar o tirar de ellos (procure que todas las esquinas sean romas).

JUGUETES PELIGROSOS PARA BEBÉS

- Pelotas o bolas de gomaespuma en las que el niño pueda hincar los dientes.

- Objetos pequeños.
- Objetos con partes desmontables.
- Juguetes pintados con pintura al plomo.
- Juguetes con clavos o alfileres ocultos.
- Artículos llenos de líquido.

JUGUETES SEGUROS PARA NIÑOS DE UNO A TRES AÑOS

- Caja de arena.
- Cubos.
- Palas sin bordes afilados.
- Tableros perforados para piezas de gran tamaño.
- Vehículos macizos para empujar.
- Triciclos.
- Muñecas.
- Camiones, tractores, automóviles, trenes y cualquier tipo de vehículo.
- Tambores.

Hay que vigilar que no haya bordes cortantes y no dejar al alcance del niño canicas, cuentas, monedas y juegos con piezas pequeñas. Tienen una especial tendencia a metérselo todo en la boca

Los juguetes de los niños no deben romperse o astillarse aunque reciban un mal trato. Por ello vigile los materiales de que están fabricados.

Los niños de esta edad no deben jugar con juguetes eléctricos.

JUGUETES SEGUROS PARA NIÑOS MAYORES DE TRES AÑOS

- Juguetes propulsados a pedal.
- Cajas de cartón.
- Cartulinas.
- Arcilla de modelar (con supervisión).
- Lápices de color de gran tamaño.
- Libros ilustrados e ilustrables.
- Muñecos recortables (con tijeras romas).
- Papel para pintar.
- Coches y camiones.
- Banco de carpintero.
- Patines.
- Equipo de juego para la playa.
- Rompecabezas.
- Juegos como tienda de comestibles, gasolinera, taller de reparación...
- Bicicletas.

A estos niños no se les deben dejar objetos que puedan pinchar o cortar, juegos que consistan en disparos y blancos, juguetes para lanzar, y modelos con muchas piezas y excesivamente complicados.

SEGURIDAD EN LOS VIAJES

Ante todo, debe planificar qué necesitará durante el viaje: chupetes, alimentos (leche, yogures, purés), agua, alguna prenda de abrigo, mudas, pañales y algún juguete.

POR TIERRA

Conviene viajar en las horas en que haya menos tráfico y menos calor. En coche, el niño tiene que ir en su sillita, que debe ser un modelo homologado (en Europa, lleva una etiqueta con la letra E). Además, instale y use los dispositivos de seguridad siguiendo atentamente las instrucciones del fabricante.

Hasta los nueve meses, los niños viajarán en un cuco («moisés», en Sudamérica) para recién nacidos. Es rígido y está provisto de una red antiproyección o de un cinturón con tres puntos de anclaje. Se coloca en posición transversal en el asiento trasero y se sujeta con los cinturones de seguridad del propio vehículo o cinturones suplementarios.

Otra posibilidad es una sillita-cesta. Es rígida y se coloca en el asiento delantero o trasero en posición contraria al sentido de la marcha. Se asegura con el propio cinturón del coche. Sin embargo, no es compatible con el *airbag*, que puede resultar muy peligroso.

De los nueve meses a los tres años de edad, los niños viajarán en una silla colocada en sentido contrario a la marcha, en el asiento delantero (para niños de hasta 18 kg) o en el trasero (cuando sobrepasen los 10 kg). La silla se asegura con el cinturón del coche.

De tres a seis años, los niños viajan en una silla. Los dispositivos de retención pueden acoplarse a los cinturones de seguridad con un adaptador. Necesitan un mecanismo para ajustar la cinta del cinturón a la altura del hombro del niño.

POR AIRE

Las fechas de las huelgas de controladores aéreos o pilotos suelen conocerse con antelación. Si está programada una huelga para la fecha de su partida, llame a la agencia de viajes o a la compañía aérea para saber si existe retraso y no malgastar horas en el aeropuerto.

Puede hacer pasar el tiempo a los niños con algún juguete o un libro, un magnetófono con grabaciones de cuentos y algo de comida y bebida.

La mayoría de grandes aeropuertos tienen cuartos especiales para madres con bebés, donde pueden darles de mamar y cambiar los pañales con comodidad.

Puede quedarse con el cochecito del niño hasta que suba a bordo del avión, donde lo guardarán en el compartimento de carga.

POR MAR

Los barcos tienen la ventaja de que existe en ellos mucho espacio y muchos rincones a explorar, además de áreas de juegos específicas, salas de vídeo y cuartos especiales para las madres.

Si el niño empieza a marearse, sáquelo a cubierta para que respire aire fresco. Si tiene tendencia a marearse, no debe darle comidas pesadas ni dulces o bebidas azucaradas antes o después del viaje.

SEGURIDAD

EN EL PARQUE INFANTIL

Los parques infantiles deberían situarse en áreas más bien alejadas de las zonas con tráfico intenso y disponer de unas condiciones ambientales que tiendan a disminuir los ruidos y la contaminación atmosférica.

En los parques debería haber zonas de juego diferenciadas: pequeñas atracciones sencillas para niños menores de cinco años, otras atracciones como toboganes, columpios o estructuras para trepar para niños mayores, una zona para bicicletas y patines, y, a ser posible, una zona deportiva.

Controle que no haya nada que pueda causar daños a los niños. Los toboganes y columpios deben estar instalados sobre un suelo que tenga la propiedad de aminorar posibles caídas y ser de fácil limpieza.

Además, el parque ideal debería tener una fuente de agua potable, un teléfono cercano, aseos y un espacio para protegerse de la lluvia.

APARATOS RECREATIVOS

Todos los aparatos recreativos deberían revisarse cada tres meses como mínimo.

Los toboganes deben estar apartados de los otros aparatos y han de ser de una sola pieza y llegar hasta el suelo. Debe educar a los niños para que suban las escaleras de una en una y manteniendo una distancia prudente con otros niños. Sólo debe deslizarse por el tobogán un niño por vez y, cuando llegue al suelo, apartarse rápidamente.

Los toboganes destinados para niños mayores de ocho años no deben tener una altura superior a 2,40 m.

La superficie de deslizamiento debería encerarse periódicamente, y los pasamanos y la escalera para subir deben ser seguros.

Los columpios también deben estar apartados de otros aparatos, y su asiento, forrado con goma en su base.

Los tiovivos han de ser bajos y diseñados de tal manera que los pies de los niños no puedan quedar atrapados debajo.

Las estructuras para trepar no deben sobrepasar 2,40 m de altura y han de situarse en el centro de superficies de tierra o césped; sólo han de usarlas niños de 5 a 12 años de edad.

Los balancines deben utilizarlos niños menores de 12 años. Los niños deben agarrarse con ambas manos a los asideros y no colocarse de pie ni correr sobre la tabla.

SEGURIDAD SOBRE UNA BICICLETA

Las bicicletas constituyen un maravilloso recurso para hacer ejercicio y divertirse, pero hay que seguir unas normas elementales con el fin de que no se conviertan en un peligro. Lo primero es que debe adaptarse a la altura del niño:

- **5 a 7 años:** ruedas de 20 pulgadas (se recomienda el uso de ruedecitas para mantener el equilibrio). Los niños deben circular, con supervisión, por sitios adecuados.
- **7 a 10 años:** ruedas de 24 pulgadas.
- **+10 años:** ruedas de 26 pulgadas; la estructura de la bicicleta debe adaptarse a la altura del niño y a sus preferencias. No es aconsejable que los pedales lleven correas para asegurar los pies.

COMPRAR LA BICICLETA MÁS ADECUADA

Cuando vaya a comprar la bicicleta, lleve al niño con usted para asegurarse de la medida adecuada. Haga que se siente en la bici, con sus manos en el manillar y el talón de un pie en el pedal más bajo.

La parte superior del cuerpo se inclina ligeramente hacia delante y los puños del manillar permanecen en un ángulo correcto respecto a la barra y a la misma altura que el asiento. Las manos caen naturalmente sobre los puños del manillar sin necesidad de que el niño se estire. El asiento está paralelo al suelo o inclinado hacia delante.

Compruebe que es posible ajustar el asiento para que el muslo, la pantorrilla y el talón queden alineados y la rodilla se doble suavemente.

Asegúrese de que la bicicleta dispone del equipamiento que necesita. Revise periódicamente la bicicleta:

- **Frenos:** deben detenerla rápida y suavemente.
- **Radios:** deben estar tensos.
- **Pedales:** firmemente asegurados.
- **Cadena:** debe limpiarse o reemplazarse si hace ruido, y tensarse si se afloja.
- **Ruedas:** correctamente hinchadas.
- **Luces:** deben iluminar correctamente.

No olvide que deben haber reflectantes en los pedales, y también puede ponerlos entre los radios de las ruedas.

NORMAS DE SEGURIDAD

- Circular con precaución y evitar zonas con tráfico.
- Ir siempre por la derecha y conducir con el tráfico.

- Usar las señales de brazos para indicar los giros y las paradas.
- Circular en fila india y mantener una distancia de seguridad con respecto al vehículo que va delante.
- Llevar los paquetes en un cesto o en una caja especial, nunca en la mano, ya que se precisan ambas manos para conducir con seguridad.
- No llevar pasajeros (excepto en las bicicletas de adultos con un asiento especial para ese fin).
- Permanecer alerta a las puertas de coches que se abren súbitamente y a los vehículos aparcados que se incorporan al tráfico.
- No conducir cuando haya nieve o hielo, y prestar especial atención cuando exista arena, grava, piedras o baches.
- No dejar que la bicicleta tome demasiada velocidad en las bajadas.
- No frenar en superficies deslizantes ni girar bruscamente donde haya grava.

LOS PELIGROS DEL AGUA

La causa principal por la que un niño se ahoga en el agua es la ausencia de vigilancia. Nunca debe dejar a un niño pequeño sin vigilancia cerca de agua suficiente para que pueda ahogarse en ella.

PELIGROS EN CASA

- Bañera: los pequeños pueden ahogarse en 6 cm de agua.
- Piscina hinchable.
- Sótanos inundados.
- Casas en construcción con sótanos inundados, pozos, fosas sépticas y depresiones llenas de agua.

PELIGROS EN EMBARCACIONES

- No llevar chaleco salvavidas.
- No disponer de suficientes salvavidas.

- Sentarse en la proa, donde un súbito cambio de ritmo puede lanzar el niño al agua.

Peligros en piscinas

- Piscinas no valladas o mal valladas.
- Piscinas sin cubierta.
- Cubiertas de piscinas sin drenaje: los niños pueden ahogarse en 15 cm de agua.
- Inexistencia de equipos de salvamento.

Seguridad para niños mayores y jóvenes

Las estadísticas indican que el ahogamiento en el agua es un accidente que ocurre con mayor frecuencia entre niños y jóvenes de 10 a 19 años.

Aunque el papel de los padres como controladores es más difícil a medida que los niños crecen, no es imposible controlar a los hijos de más edad.

Debe insistir para que sus hijos tomen precauciones en la práctica de deportes acuáticos, en el uso de vehículos de motor y en cualquier otra actividad.

ÍNDICE

PRESENTACIÓN

CUESTIONES GENERALES

TÉCNICAS DE PRIMEROS AUXILIOS

CURAS DE URGENCIA

PRINCIPALES TRASTORNOS INFANTILES

CRECIMIENTO DEL NIÑO

TRASTORNOS EMOCIONALES

PREVENCIÓN, LA MEJOR ARMA

mejor manual para quienes prefieren naras compactas y automáticas.

.os diferentes tipos de cámaras y película, tendiendo a las necesidades particulares.
Iociones básicas de técnicas y composición.
as fotografías de sus vacaciones: consiga n álbum inolvidable de sus viajes.
prenda a solucionar los problemas iecánicos de la cámara.
l apasionante mundo de la fotografía digital.

N: 84-7927-313-5

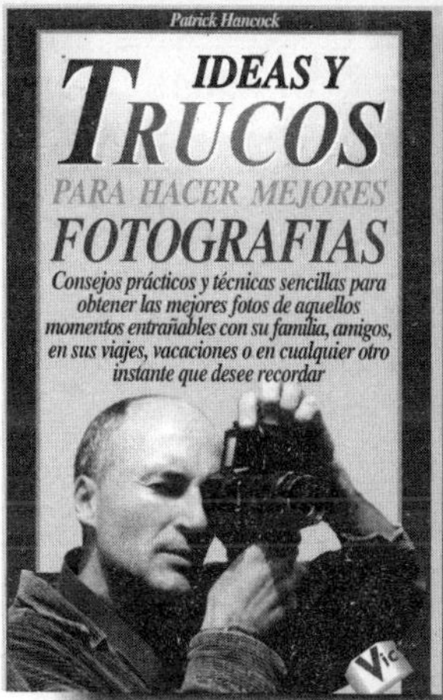

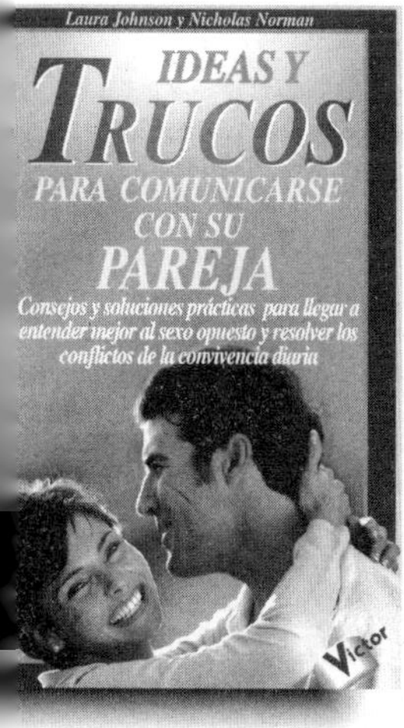

Cómo puede establecer una excelente relación con su pareja a través de la comunicación fluida y sincera.

- Cómo reconocer los problemas que crean incomunicación en la pareja.
- Fórmulas sencillas para reducir la tensión cuando la relación pasa por un mal momento.
- Cómo afectan a la pareja la excesiva dedicación al trabajo o la falta de tiempo libre.

ISBN: 84-7927-319-4

compendio de ideas para conocer problemas escolares de nuestros s y ayudarles más eficazmente en sus dios.

ómo establecer una buena comunicación on los profesores de nuestros hijos.
as preguntas de los padres a la hora e ayudar a los hijos con los deberes.
a importancia de encontrar el tiempo ecesario para resolver sus dudas y roblemas.
órmulas para aprender a distribuir el empo libre entre estudios, juegos, levisión y lecturas.
N: 84-7927-320-8

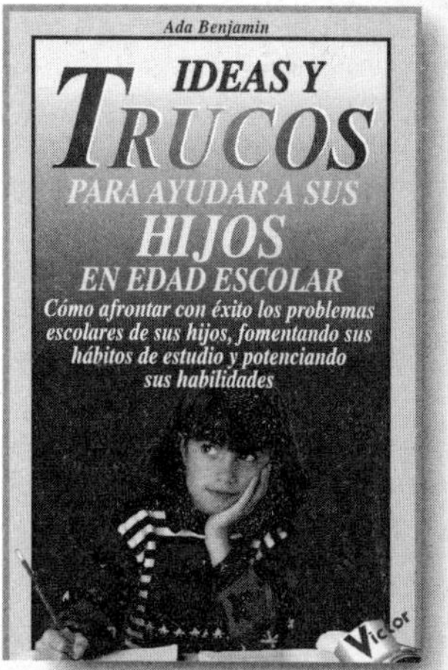